摂食嚥下障害で
もう悩まない

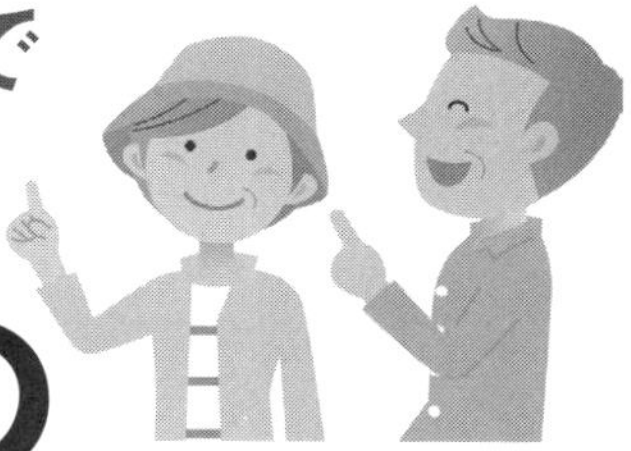

「お口のリハビリ」がよくわかる本

一般社団法人 日本訪問歯科協会・監修

はじめに

厚生労働省が今年9月に発表した調査によると、１００歳以上の人は平成の30年間で23倍に増え、7万人を超えました。長寿はとても喜ばしいことです。しかし、どんなに体によい食材を調理しても、よく噛んで食べないことにはしっかりと栄養をとることはできません。従って、健康のためには、お口のケアを生涯にわたって続ける必要があります。特に、高齢になるほど、努めてお口のケアや口腔リハビリを行うことが大切です。

訪問歯科診療は、単に、痛む歯を治療するだけではなく、口腔機能の維持管理、経口摂取維持など、お口全体の健康を見守ることを基本にしています。私たちは、ご家族や介護事業者、ヘルパー、医師などと密に連絡をとりつつ歯科診療を求められる方の立場に立って、身体だけではなく精神的な健康も視野に、質の高い訪問歯科診療を目指しています。

２０１９年10月

日本訪問歯科医学会　学会長　野坂洋一郎

ご存知のとおり我が国は世界一の長寿社会であり、政府としても「人生100年時代」に向けた経済・社会システムを創り上げるために、様々な施策が講じられてきています。そうした中で、私ども日本訪問歯科協会は、約20年前から超高齢社会の到来を見据え、自身で歯科医院まで治療を受けに行けなくなった方々をフォローするために、歯科医が訪問する形で、来院と同等の診療を行うシステムを創り上げてきました。既に、現在では日本全国のどの地域にお住まいでも、訪問歯科医がカバーできる状況になっています。

しかし、より広く訪問歯科診療の存在が認知され、もっともっと訪問歯科診療を活用していただきたいのです。いつまでもお口のケアを続けて、最後まで自身のお口から食べられる喜びを続けてほしいと、心から願っています。

高齢になって、あるいは介護を受けられるようになっても、お口の健康が維持できるようにまとめたのが本書です。どうぞ皆さん、健康なお口で「食べる楽しみ」をいつまでも。

2019年10月

日本訪問歯科協会　理事長　守口憲三

目次

Part 1

「うまく飲み込めない」「食事中によくむせる」は危険信号

Part 2

食べる力が、健康で長生きを実現し、人生を豊かにする

Part 3

「お口のリハビリ」で、嚥下障害を防ぎ、元気で長生き

脳梗塞などで片マヒなどの後遺症がある人のリハビリ……101
◎全身のリハビリの中に咀嚼・嚥下のリハビリも加えよう
◎すべてのリハビリは、高齢者の「生きる」を支えるためにある

Part 4
訪問歯科診療に取り組む、「お口のリハビリ」の名医たち

伊藤英一　伊藤歯科医院院長（北海道函館市）……106
守口憲三　守口歯科クリニック院長（岩手県盛岡市）……110
山田喜広　鹿島デンタルオフィス院長（宮城県仙台市）……114
渡部圭一　渡部圭一歯科院長（福島県会津若松市）……118
弥勒寺美鈴　みろ歯科（栃木県宇都宮市）……122
冨所武宣　冨所歯科医院院長（群馬県高崎市）……126
坂口　豊　坂口歯科医院院長（千葉県千葉市）……130
遠山清美　歯科医院なかや院長（長野県飯田市）……134
桐山立志　桐山歯科医院院長（岐阜県岐阜市）……138

長岡俊哉　アルト歯科・口腔外科院長（愛知県名古屋市）……142
玉田洋平　ルピナス歯科院長（愛知県名古屋市）……146
西村有祐　西村歯科院長（大阪府堺市）……150
金子尚樹　医療法人社団Kデンタルクリニック理事長・院長（大阪府吹田市）……154
吉原正明　吉原歯科医院院長（兵庫県三田市）……158
正畠昌幸　正畠歯科医院院長（岡山県倉敷市）……162
木川仁志　キカワ歯科医院院長（広島県三原市）……166
二木由峰　にき歯科医院理事長（広島県江田島市）……170
白石裕介　ケイズ歯科・矯正歯科クリニック深町（福岡県北九州市）……174
服部信一　北村歯科医院院長（佐賀県佐賀市）……178
青山　修　青山歯科医院院長（宮崎県宮崎市）……182

Part 1

「うまく飲み込めない」「食事中によくむせる」は危険信号

最近よくむせる、咳き込む、ということはありませんか？

渡部圭一歯科院長
渡部圭一

◎「むせやすい」「咳き込みやすい」は、飲み込む力が衰えたサイン

食べ物などを「飲み込む力」は生きていくうえで欠かせないものですが、年を取るとだんだん衰えていきます。そのサインともいえるのが、「食事でむせることが多くなった」「自分の唾液で咳き込みやすくなった」「食後、ガラガラ声になる」などの症状です。

とくにむせやすいのは、水やお茶、汁物などのサラサラした液体、パンやカステラなどのパサパサした食べ物、餅や団子など粘りの強い食べ物です。ふとした拍子にむせて苦しんだ経験や、一緒に食事をしていた人が急にむせてあわてたことのある人は多いのではないでしょうか。

飲み込む力の衰えが怖いのは、それが誤嚥《ごえん》につながるからです。誤嚥とは、水分や食べ物、唾液などが誤って気管に入ってしまうこと。誤嚥が原因で起こる誤嚥性肺炎によって死に至ることもあるため、誤嚥の予防は医療・介護現場で重要な課題になっています。

むせやすい食べ物の例

サラサラした液体	**水、お茶、汁物、ジュース など**
粒の混ざった液体	**おかゆ など**
口の中でまとまりにくい食べ物	**細かく切った肉、かまぼこ、こんにゃく、れんこん など**
パサパサした食べ物	**パン、カステラ、スナック菓子、高野豆腐 など**
口の中や喉に張りつきやすい食べ物	**わかめ、焼き海苔、最中の皮 など**
粘りの強い食べ物	**餅、団子 など**
つるつるする食べ物	**ゼリー、寒天、ところてん など**
酸味の強い食べ物	**酢の物、柑橘類 など**

こう書くと、むせや咳き込みは高齢者の問題と思われがちですが、実際には40~50代から飲み込む力の衰えは少しずつ始まっています。個人差はあるものの、このくらいの年齢から、若いときよりもむせやすくなったと感じることが多くなっていきます。

もしかしたら飲み込む力が衰えているのかも……と思ったら、早めに対策を取ることをおすすめします。

◎さらに飲み込む力が衰えると、食後にガラガラ声になる

食事でむせたり、自分の唾液で咳き込むというのは、飲み込む力が衰えた比較的初期の症状です。食べ物などが気管に入りそうにな

っても、それを外に戻そうとする体の反応（咳反射）がまだ働いているので、気管の奥に入り込む危険は少ないといえるでしょう。

しかし、その咳反射が衰えると、むせや咳き込みが起こりにくくなります。そのため、簡単に水分や食べ物、唾液が気管に流れ込み、誤嚥が起こるのです。ガラガラ声になってしまうのは、誤嚥したものによって発声が邪魔されるからです。

食後にガラガラ声になるという人は、すでに誤嚥が始まっていると考えられます。むせない誤嚥は、気づきにくいだけにより危険です。食後に痰が増えるという場合も、同じように誤嚥が起きている可能性があります。

◎「むせない誤嚥」は、もっとも注意が必要

気管の入り口付近には、食べたものがいったん溜まる「梨状窩《りじょうか》」という部分があります。ごくんと飲み込む動作をすれば、それが食道へと流れ込んでいきますが、飲み込む力が衰えていると、ごくんとしても食べたものの一部が梨状窩に残ってしまうのです。

その状態で横になると、梨状窩に残っていたものが気管に入って誤嚥が起こります。このような場合、むせることはほとんどなく、そのため「むせない誤嚥」と呼ばれます。食

誤嚥の分類

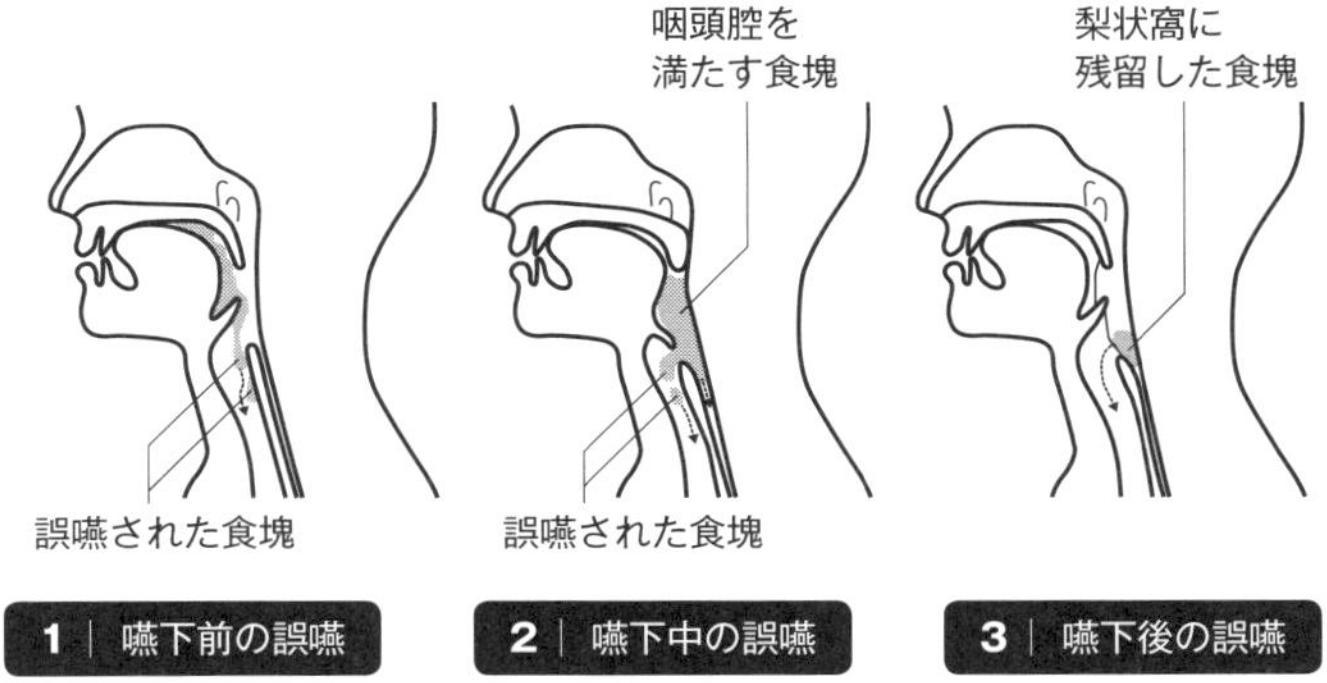

出典：藤島一郎『脳卒中の摂食嚥下障害』第２版　医歯薬出版

事中ではなく、食後に起こるのが特徴です。食後30分ほど座位を保つようにすると、誤嚥のリスクを減らすことができます。

むせない誤嚥は、胃の内容物が食道に逆流する胃食道逆流でも起こることがあります。胃食道逆流がある人の場合、食後2時間程度は座位で過ごしたり、夜寝るときに上半身を少し挙上させるとよいでしょう。

誤嚥全体の30～50％をむせない誤嚥が占め、唾液の誤嚥や食事中に起こる誤嚥よりも多いとされています。誤嚥の自覚がないまま誤嚥性肺炎を起こす危険が高く、もっとも注意が必要なタイプの誤嚥だといえます。

噛む力も老化で弱まっているかもしれない

歯科医院なかや院長
遠山清美

◎高齢になると「噛む力」も衰える

普段、何気なく行っている「ものを噛む」という動作は、歯、唇、舌、頰、あごなどの見事な連携プレーによって成り立っています。裏を返せば、そのどれか1つでもうまく働かなくなると、固さや形状がさまざまな食べ物をスムーズに噛むことはできなくなってしまうということです。

高齢者の場合は、むし歯や歯周病で歯を失っている人が多く、入れ歯を持っていても合わなくてよく噛めないということもあります。歯を失うと、歯茎がやせ、あごの骨もだんだん溶けて小さくなっていきます。そのため、入れ歯を何度作り直してもすぐに合わなくなり、噛めなくなってしまうのです。

また、全身の筋肉が衰えるとともに、噛むときに必要な筋肉も衰え、唇や舌、頰、あごをうまく動かせなくなっていきます。唾液の分泌も少なくなり、とくにパサついたものは食べにくくなります。

◎「噛み合わせがいいから食べられる」は間違い

「噛む力」というと、噛み合わせの良し悪しで判断しがちですが、それだけで噛む力を正しく評価することはできません。先に述べたとおり、スムーズに食べ物を噛み、飲み込むためには、噛み砕いたものを塊《かたまり》にする必要があります。この食べ物の塊のことを「食塊」といいます。歯そのものだけではなく歯茎やあごの骨、お口や舌を動かす筋力、唾液の分泌量などが保たれていないと、食塊をつくることができなくなります。

噛み合わせは確かに大切ですが、それだけでは食べることはできません。口から食べる、というのは総合的な力なのです。

◎老化によって、お口の機能全体が低下する

食べ物を口に入れ、噛み砕いて飲み込むという動作を、「摂食嚥下《せっしょくえんげ》」といいます。摂食嚥下は、お口の機能がしっかり働いているからできることです。しかし、体の老化に伴って、お口を動かす筋肉が弱る、歯を失う、唾液が少なくなる、飲み込む力が衰える

など、お口の機能もだんだん低下します。

お口には、食べること以外にも、呼吸する、話す、笑う（表情をつくる）といった大切な役割があります。そのため、お口の老化が始まると、食事に限らず日常生活で困ることがいろいろと起こってきます。

◎食べる力の衰えに早く気づくためのポイント

お口の機能の低下は、摂食嚥下の衰えから始まることがほとんどです。摂食嚥下がうまくできない「摂食嚥下障害」になると、誤嚥性肺炎を起こしやすくなったり、脱水や低栄養のリスクが増すなど、全身の健康が脅かされます。

次のような症状がみられる場合は摂食嚥下障害が疑われるので、歯科医院などで詳しく検査する必要があります。

①誤嚥性肺炎の既往がある
②繰り返しの発熱がある
③脱水や低栄養の疑いがある

④食事を拒否するようになった
⑤食材を選んで残すようになった
⑥食事時間が異常に長くなった
⑦食事が途中で止まってしまう
⑧食事中や食後にむせる
⑨食事中や食後にガラガラ声になる
⑩「飲み込めない」「引っかかる」と自覚がある

放置すると、誤嚥性肺炎の引き金になることも

西村歯科院長
西村有祐

◎食べる力が衰えた人に起こりやすい誤嚥性肺炎とは

噛むことを専門用語で「咀嚼《そしゃく》」、飲み込むことを同じく「嚥下」といいます。食べる力が衰えると、水分や食べ物、唾液が誤って気管に入る誤嚥を起こしやすくなり、それが原

因で誤嚥性肺炎になることもあります。

誤嚥性肺炎はウイルス性の肺炎や細菌性の肺炎とは異なり、他人からうつされるものではありません。あくまでも原因は誤嚥です。

外界と接しているお口の中には、「口腔常在菌」と呼ばれる多種多様な細菌が約1000億個も生息しているといわれます。口腔常在菌は、お口の中にとどまっている限りは体に害を及ぼしませんが、肺の中に入り込んでしまうと〝病原性〟を発揮します。つまり、繁殖して暴れ出し、肺炎を発症させてしまうのです。

◎「嚥下」は、喉の精密な働きで成り立っている

なぜ誤嚥が起こるのかを知るためには、ものを飲み込むしくみを理解する必要があります。

食べ物の通り道と、鼻から気管につながる空気の通り道は、次ページの図を見てもわかるように、喉のところで交差しています。空気も食べ物も、「喉頭蓋《こうとうがい》」のあたりまでは同じところを通るのです。普段、喉頭蓋は上を向き、気管の入り口を開けています。そのため、私たちはスムーズに呼吸ができます。

誤嚥はこうして起こる

ものがうまく飲み込めない「嚥下障害」になると
「誤嚥性肺炎」などの病気の原因になります。

口

むし歯などで歯が弱り、咀嚼力が低下する。唾液の分泌が減る。

喉頭蓋

嚥下反射がうまくいかず、食物が気管支に入ってしまう。

食道

咽頭、食道の筋力が低下する。

気管

細菌を含んだ唾液などが、気管に入る。

肺

細菌が肺に入って肺炎を起こす。

胃

胃の内容物が逆流して気管に入る。

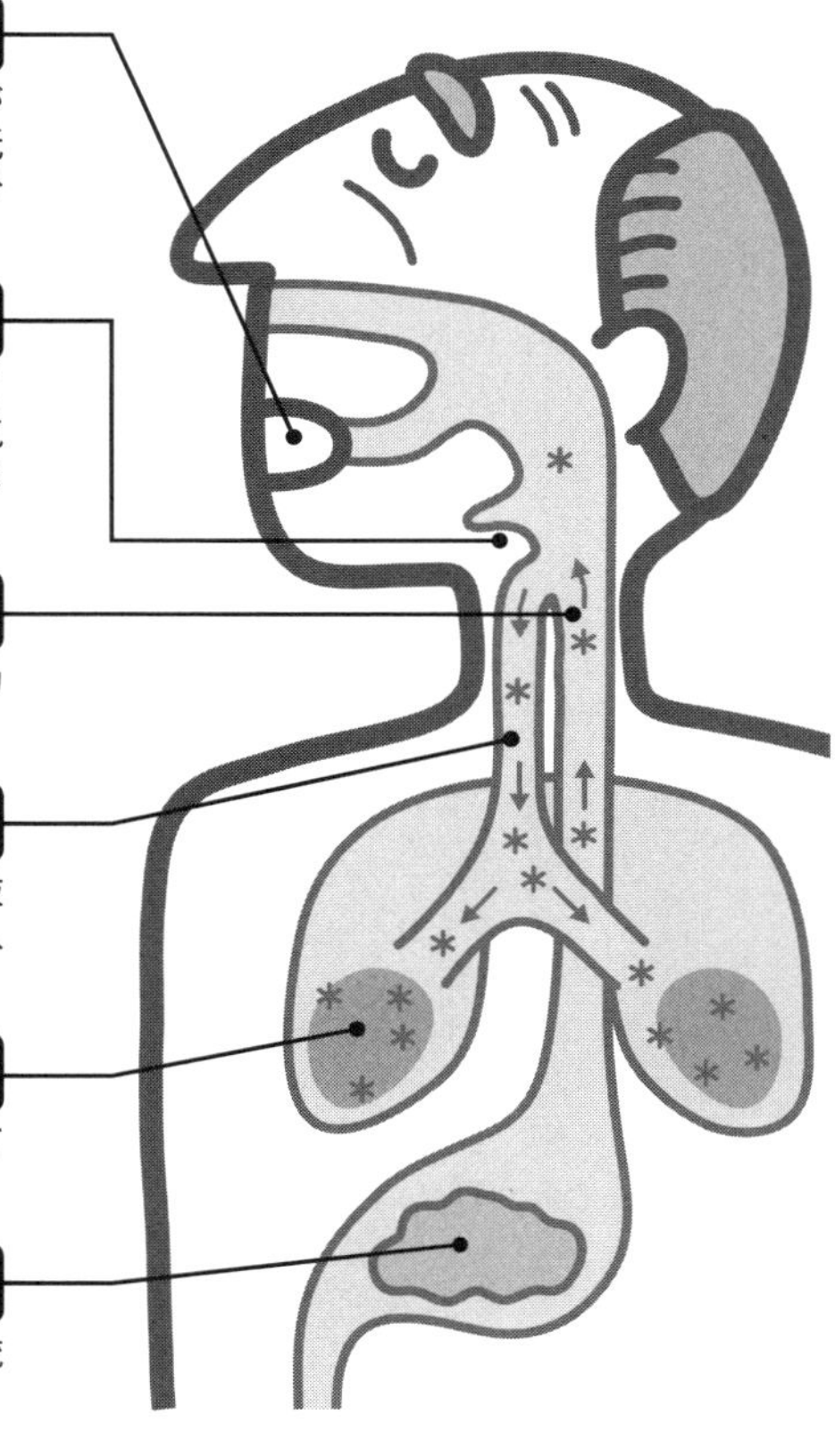

出典：「高齢者のための口腔ケア」（日本訪問歯科協会）より

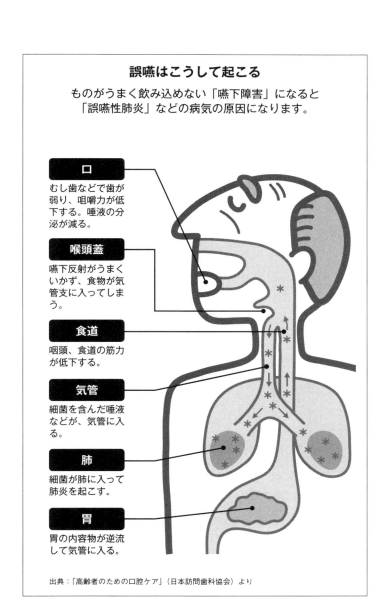

感染性肺炎と誤嚥性肺炎の違い

	原因	患者の特徴	予防法
感染性肺炎	肺炎球菌などの細菌や、ウイルスが感染して起こる	年齢に関係なく起こる	手洗いなどの感染予防対策。肺炎球菌などは予防接種が有効
誤嚥性肺炎	口の中の雑菌（口腔常在菌）が、水分や食べ物、唾液とともに肺に入ってしまうことで起こる。逆流した胃内容物によって起こることもある	飲み込む力が衰えた高齢者などに多い。全身麻酔による手術後にも起こることがある	誤嚥を防ぐ。体力や免疫力を保つ

喉頭蓋は、水分や食べ物、唾液が口から入ってくると自動的に下りてきて、気管の入り口にフタをします。そして次の瞬間、反射運動として食道の入り口があくのです。

このしくみを「嚥下反射」といいます。

嚥下反射が起こり、喉頭蓋というフタがしっかり働いているからこそ、水分や食べ物、唾液は気管に入ることなく食道へと導かれ、胃に収まっていくのです。

◎飲み込む際の喉の動きは外から見てもわかる

嚥下反射を実感するためには、鏡の前で唾液を飲み込んでみるとよいでしょう。唾液を飲み込もうとすると、まず口を閉じ、奥歯を噛み合わせた状態になります。そして、ごくんと唾液を飲み込むと、喉仏がいったん上がってから下がります。喉仏は女性にもあり、はっきり出ていなくても喉の動きは確認できます。

喉仏がせり上がっているときは、まさに喉頭蓋がフタとなって唾液が気管に入るのを防いでいるのです。

嚥下反射が起こり、唾液が食道へと流れていくまでの時間は、わずか0・8秒ほどです。ものを飲み込む嚥下という動作は、喉の神経や筋肉が精密に働くことではじめて成り立ちます。老化などのためにその働きが低下し、嚥下がうまくできなくなった状態を「嚥下障害」といいます。

喉仏を動かす筋肉が衰えているかどうかは、外見からもわかります。喉仏のはっきりしている男性はとくにわかりやすく、喉仏の位置が若い頃よりも下がっているという場合は、飲み込む力が弱っていると推測できます。

死亡原因の第7位が誤嚥性肺炎

正畠歯科医院院長
正畠昌幸

◎死亡原因の項目に「誤嚥性肺炎」が追加された

日本人の死亡原因は、1位ががん（悪性新生物）、2位が心疾患、3位が脳血管疾患です（厚生労働省 人口動態調査。以下同）。2011年には肺炎が脳血管疾患を抜いて3位になったものの、2017年は再び脳血管疾患が3位に浮上し、4位が老衰です。

肺炎は5位に後退していますが、実はこの年から「誤嚥性肺炎」が死因順位の項目に追加されて7位に入りました。5位の肺炎（7・2％）と、7位の誤嚥性肺炎（2・7％）を合計すると9・9％になり、3位の脳血管疾患（8・2％）を上回ります。

厚生労働省が、誤嚥性肺炎を死亡原因の項目として独立させ、一般的な肺炎と区別したのは、それだけ誤嚥性肺炎で死亡する高齢者が増え、より正確な実態を知る必要性が高まったからです。

どのくらいの人が誤嚥性肺炎で亡くなっているのか、きちんと把握することは効果的な

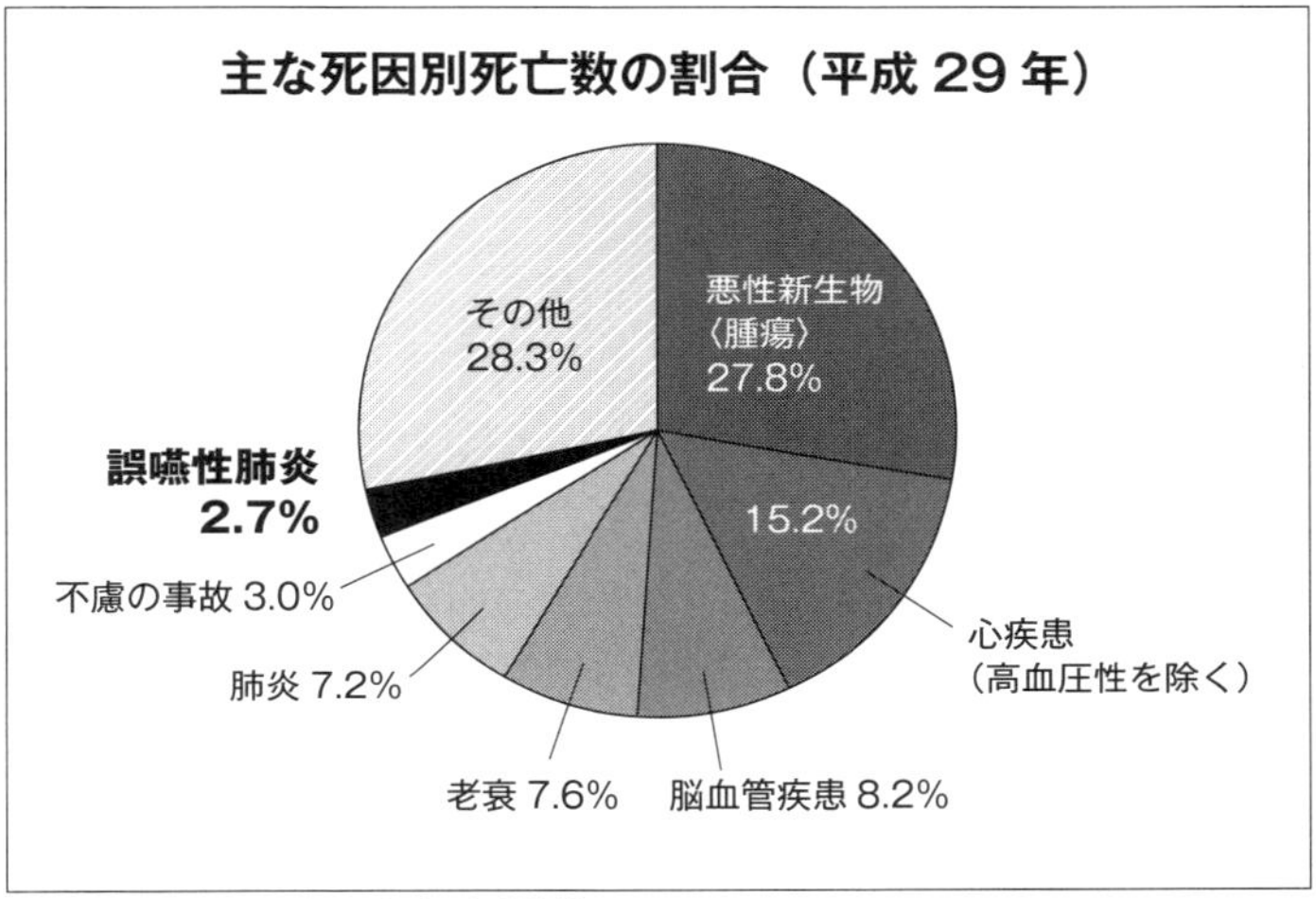

出典：平成 29 年人口動態調査（厚生労働省）

予防対策や治療につながります。

◎高齢になるほど誤嚥性肺炎で死亡する割合が高い

年齢別の死亡原因を見てみると、誤嚥性肺炎の順位は75歳以上になると急に上がります。74歳までは10位以下だったものが、75〜79歳では8位（2・3％）、80〜85歳では5位（8・3％）、90〜95歳では6位（7・8％）など、年齢とともに上位へと上がってくるのです。

年を取れば、飲み込む力が衰えるのはある程度仕方のないことだといえます。がんや心疾患、脳血管疾患といった大きな病気以外で、70代、80代、90代になった人が何で亡くなるかというと、老衰や、誤嚥性肺炎を含む肺炎、不慮の事故などです。不慮の事故の中には、食べ物による窒息も含まれています。
しかし、飲み込む力が衰えかかっても、お口のリハビリなどで飲み込む力を取り戻し、それをできるだけ維持することは可能です。

◎筋肉だけでなく、神経の反射なども老化で衰える

年を取ると誤嚥しやすくなるのは、舌骨群など嚥下に関係する筋肉が衰えてしまうことが大きな要因です。ほかにも、神経の反応がにぶくなることや、靭帯という組織のゆるみ、唾液の減少、そして噛む力の低下なども影響します。

誤嚥自体は若い人にも起こりますが、若い人はすぐにむせたり咳き込んだりして誤嚥したものを外に出すことができるため、問題はありません。万が一、肺に水分や食べ物、唾液が少し入ってしまったとしても、免疫力が十分であれば細菌を死滅させることができるので、肺炎になることはほとんどないのです。

高齢者の肺炎の70％は誤嚥が原因

北村歯科医院院長
服部信一

◎飲み込む力の衰えだけでなく、免疫力の低下やお口の中の雑菌も影響

ある調査によると、肺炎で入院した患者さんのうち、70代の人は約70％が誤嚥性肺炎でした。80代では90％弱、90代では90％以上であり、肺炎で入院する人のほとんどが誤嚥性肺炎だということがわかったのです。

高齢者が誤嚥性肺炎を発症しやすい理由は、飲み込む力の衰えや、気管に入り込んだものを咳き込んで外に出す反応（咳反射）の衰えだけではありません。免疫力の低下、そしてお口の中の汚れも関係しています。

口腔ケアが不十分だと、お口の中が不潔になって雑菌が増え、誤嚥したときに大量の雑菌が肺に入り込んでしまいます。それに加え、老化や病気のために免疫力が落ちていれば、たちまち雑菌が増殖して誤嚥性肺炎を発症させてしまうのです。

肺炎入院患者における誤嚥性および非誤嚥性肺炎の年齢別割合

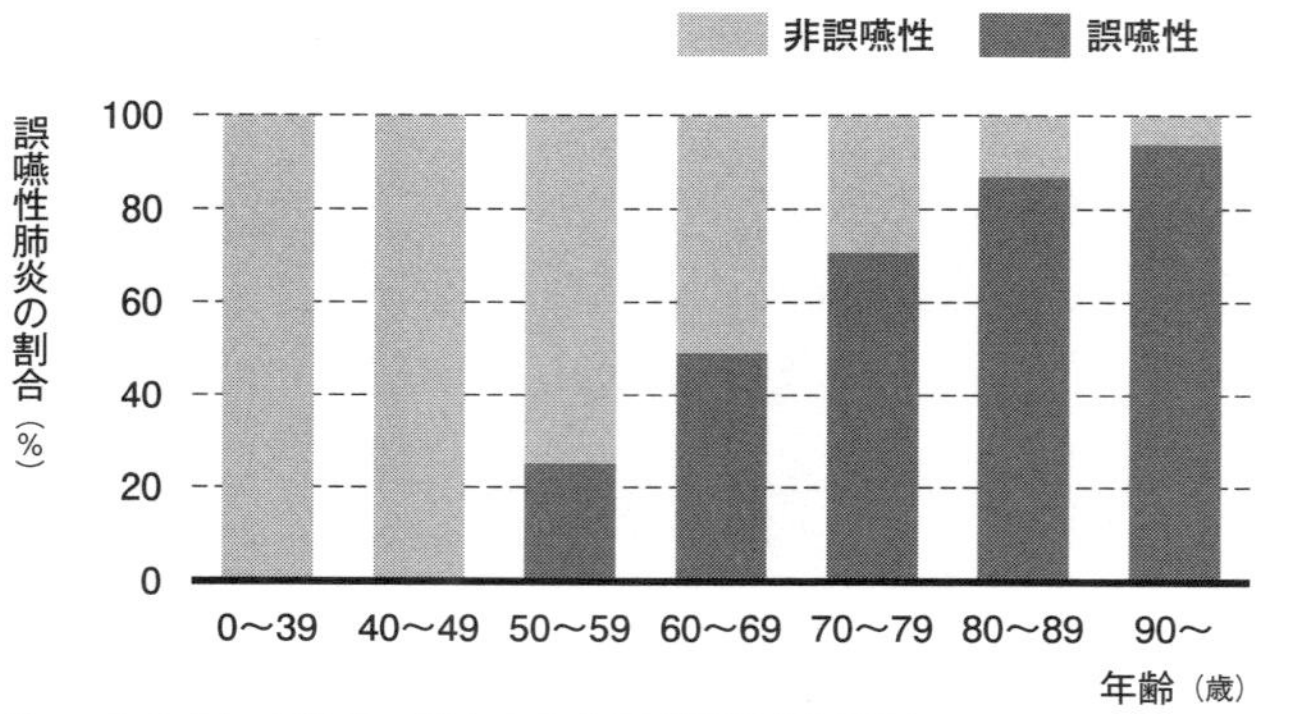

Teramoto S, Fukuchi Y, Sasaki H, et al. JAGS 56,577-579,2008

◎なぜ、誤嚥性肺炎は危険なのか

一般的な肺炎であれ誤嚥性肺炎であれ、肺で繁殖している病原体が細菌なら、治療法は抗菌薬（抗生物質）の投与です。しかし、誤嚥性肺炎の治療は一般的な肺炎に比べて難しいといわざるを得ません。

なぜなら、誤嚥性肺炎は数種類の細菌が混ざり合った状態で繁殖しているケースが多いからです。お口の中には何種類もの雑菌がいるので、誤嚥したものの中にも複数の細菌が混ざっているのです。

細菌の種類によって、効く薬は異なります。一般的な肺炎の場合は、発症までの経過や症状などでだいたい細菌の種類がわかりますが、

誤嚥性肺炎の主な発症リスク

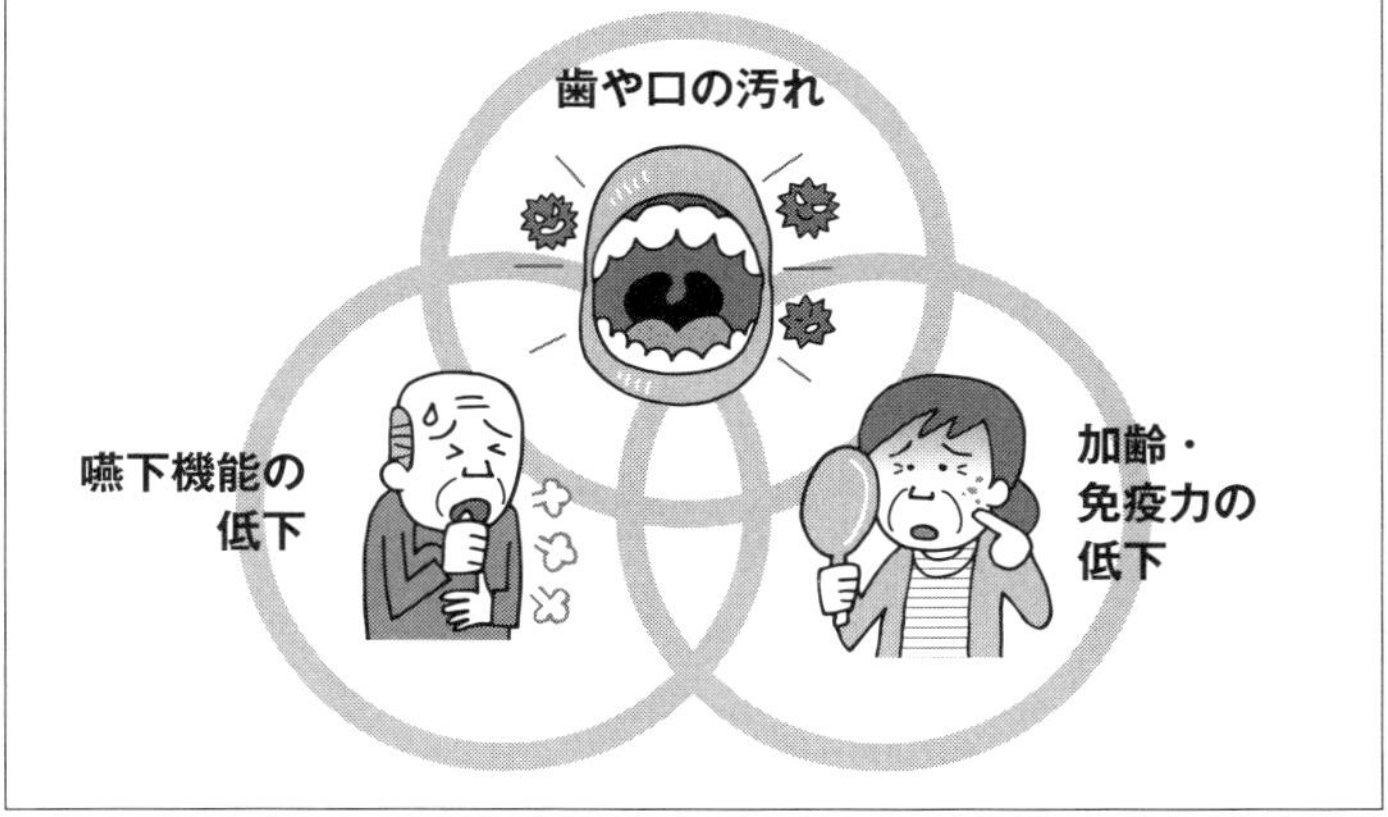

誤嚥性肺炎は症状だけではわかりません。痰の培養検査を行えば細菌の種類を調べられるものの、結果が出るまでには数日かかります。そこで、重症度なども考えながら幅広い細菌に効果のある薬を使いますが、すっきりと改善しないことも多く、患者さんが高齢で免疫力が低下している場合はさらに治りにくくなってしまいます。

そうしているうちに患者さんの体力が落ち、誤嚥性肺炎をきっかけに要介護状態になったり、寝たきりになることもあります。もともと寝たきり、あるいはそれに近い状態だった人の場合は、回復しないまま亡くなってしまうこともあるというわけです。

◎誤嚥性肺炎の予防に歯科の治療やケアが必要な理由

誤嚥性肺炎を発症させるリスク因子は、前述したように、飲み込む力の衰えとお口の中の汚れ、免疫力の低下です。これらを放っておくと誤嚥性肺炎の危険は増すばかりですが、改善すれば誤嚥性肺炎の発症リスクを大きく減らすことができます。

お口の中を清潔に保つためのブラッシングなどは、患者さん自身や家族でもできます。しかし、歯垢は少しずつ溜まっていき、歯石になってしまうとブラッシングだけでは除去できません。健康な若い人でも、むし歯や歯周病予防のために3カ月から半年に一度は、歯科医院で歯垢や歯石の除去をした方がよいといわれていますが、高齢者はなおさらです。

歯科医や歯科衛生士が定期的にお口の中をチェックすることにより、むし歯や歯周病の治療、入れ歯の調整などもタイミングよく行えます。歯の治療は、噛む力だけでなく、飲み込む力の維持・向上のためにも必要です。

飲み込む力や噛む力を改善するためのリハビリの指導も、歯科医や歯科衛生士の仕事です。リハビリというと、整形外科や脳神経外科というイメージがあるかもしれませんが、お口の健康に関するプロフェッショナルは、私たち歯科医と歯科衛生士なのです。

高齢者の中には、歯磨きや入れ歯の手入れが億劫になって、ほったらかしにしている人もいます。そのままだと誤嚥性肺炎の発症リスクが増すばかりか、口臭の原因にもなり、生活の質（ＱＯＬ）が著しく低下します。

食べる力が低下すると、全身が衰える

守口歯科クリニック院長
守口憲三

◎「老化は口から」ということがわかってきた

「健康寿命」という言葉を聞いたことのある人は多いでしょう。健康寿命とは、要介護や寝たきりになったりせずに日常生活を送れる期間のことです。

日本は世界トップクラスの長寿国ですが、平均寿命と健康寿命の差は平均で男性が８・84年、女性が約12・35年。つまり、男性は９年弱、女性は12年以上も要介護や寝たきりの期間があるのです。

要介護や寝たきりになってしまう原因は、脳梗塞などの脳血管疾患や、心筋梗塞などの心疾患、骨折などさまざまですが、いま注目されているのは「オーラルフレイル（口腔機能の虚弱）」です。

◎オーラルフレイルから全身のフレイルに

オーラルは口腔、フレイルは虚弱という意味で、お口や歯のちょっとした衰えのことを、オーラルフレイルといいます。食事中にむせるというのは、オーラルフレイルでみられる代表的なトラブル。食事を食べこぼすことが増える、固いものが噛めなくなる、口の中が乾燥するというのもオーラルフレイルの症状です。

もうおわかりのように、オーラルフレイルとは食べる力が低下した状態のことです。固いものが噛めなくなったり、むせやすい食品が増えるとどうしても食べられるものが限られ、その結果、栄養不足（低栄養）を招いてしまいます。とくにたんぱく質が不足すると筋肉量が減り、全身が弱っていく——これが、オーラルフレイルの怖さです。全身が弱るとさらに食べる力は低下し、悪循環に陥ります。

このようなことから、オーラルフレイルは要介護や寝たきりへの入り口として危険視されるようになってきました。

オーラルフレイルチェック

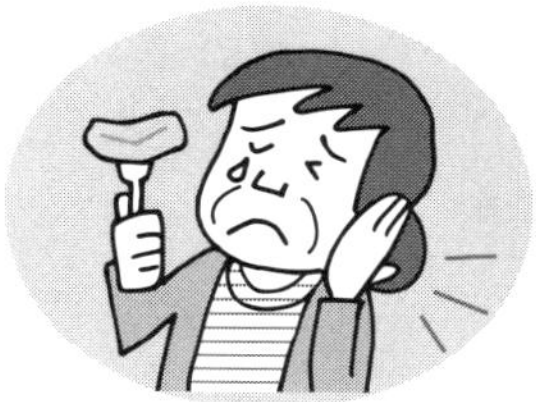

左右の奥歯で
しっかり噛めない。

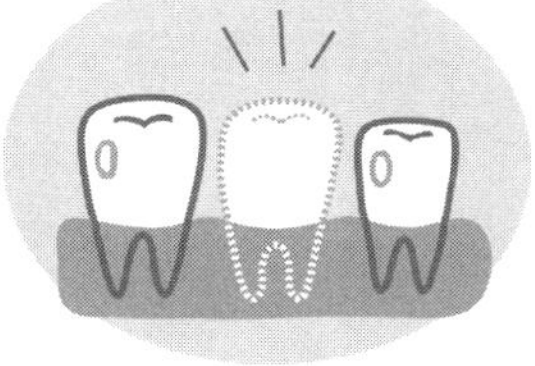

歯が抜けたままの状態。

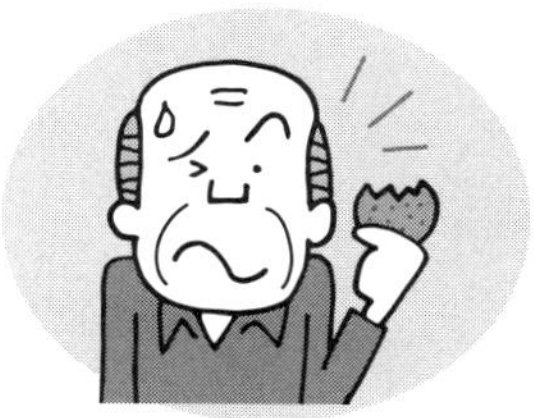

噛むと痛みやしみるなどの
不快感がある。

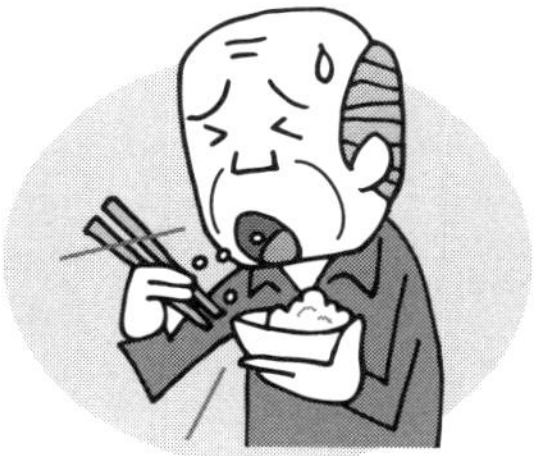

食べこぼしたり
むせることがある。

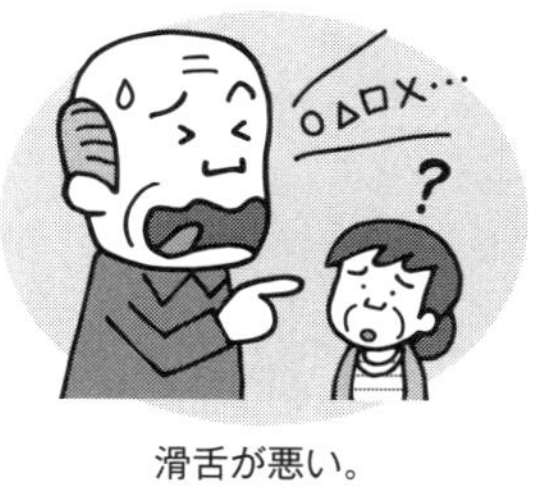

滑舌が悪い。

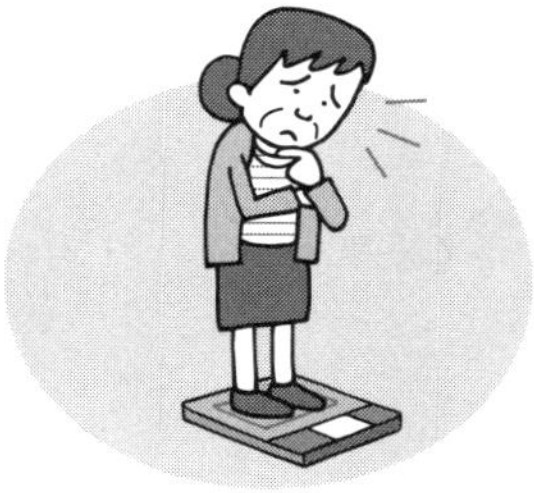

体重が減少してきた。

どれか１つでも当てはまったら、オーラルフレイルの可能性大！
歯科を受診しましょう。

「老化は足腰から」といわれてきましたが、足腰が弱る原因の1つに食べる力の低下があることがわかったため、最近は「老化は口から」といわれるようになっています。

◎食べる力の低下が全身に及ぼす影響とは

食べる力が低下した人は、体をつくるたんぱく質やビタミン、腸内環境を整える食物繊維の摂取量が、健康な人に比べて少ない傾向にあります。そのような食生活が続くと、筋肉量が減るばかりでなく、血管の老化（動脈硬化）や腸の老化、骨の老化へとつながります。筋肉量が減って動くのがつらくなると、運動不足からさらに老化が進んでいきます。

もし、ダイエットしていないのに体重が減った、疲れやすい、歩くのが遅くなったと感じているなら、すでに全身の衰えが始まっていると考えられます。

そのような状態を、全身の「フレイル（虚弱）」といいます。

筋肉量は加齢に伴い自然に減っていくものですが、フレイルになると筋肉量の減少が加速し、「ロコモティブシンドローム（ロコモ）」に。ロコモとは、骨や関節、筋肉など運動器の衰えが原因で、立ったり歩いたりする力が低下している状態のことです。

要支援・要介護になった原因を調べた厚生労働省の調査によると、4分の1を骨折・転倒、関節疾患、脊髄損傷などの「運動器の障害」が占めていますが（国民生活基礎調査2016）、そこに至るスタート地点は食べる力の低下なのです。

◎脱水のリスクも高くなる

むせるのが怖くて、食事や水分を控える高齢者は少なくありません。食べたり飲んだりすることが困難になり、食べる量や飲む量が減ると、脱水を起こしやすくもなります。

1日に必要な水分の量は、生活活動レベルの低い人で2・3～2・5ℓだとされています。そのうちの20～30％を食物から、残りの70～80％を飲み物から摂っているというデータがあり、これをもとに考えると、1日1・5ℓの水を飲む必要があります。

一方、体から出ていく水分量は、尿として1500㎖、便として100㎖、汗として500㎖のほか、呼吸などから自然に蒸発する不感蒸泄を含めると1日約2400㎖です。

摂取する水分量と出ていく水分量のバランスが崩れ、体内の水分量が足りなくなっている状態が脱水です。体から1％の水分が失われると喉の渇きを覚え、2％失うとめまいや吐き気、食欲減退などの症状が現れ、10～12％の水分が失われると筋肉のけいれんや失神が起こります。水分の損失が20％になると命が危険です。

食事と水分を十分に摂り、体の水分量のバランス保つことで脱水は予防できます。

食べる力の低下は認知症にも影響する

みろ歯科院長
弥勒寺寛之

◎滑舌が悪くなったり、表情が乏しくなったら要注意

お口の役割は、食べることだけではありません。人と話したり、笑顔など表情をつくるときにも、歯や舌、唇、お口の周りや喉の筋肉が働いています。一見、普通に食べられている人でも、以前に比べて滑舌が悪くなった、表情が乏しくなったように感じたら、食べる力が低下したサインだと認識してください。

声は、喉の奥の「声帯」が震えることによって出ますが、それを言葉にするためには唇や舌をうまく動かし、喉の力も使わなければなりません。表情については、笑った顔や怒った顔をつくってみると、どれだけ口の周りの筋肉を使っているか、実感することができるはずです。

自分自身で、最近しゃべりにくくなったと思ったら、むせることや咳き込むことが増えていないか思い出してみましょう。

◎認知症とお口の機能の関係とは

話すことや表情をつくることが難しくなるということは、コミュニケーションがスムーズでなくなるということでもあります。意思の疎通がうまくいかなくなると、どうしても人と交流する機会が減っていきますが、高齢者にとってそれは非常に危険な状況です。なぜなら、人との交流の減少は認知症の発症や進行に影響するからです。自宅などに引きこもって誰とも話さなくなることは、認知症の悪化要因です。

反対に、積極的に人と交流して社会的な活動をすることは、認知症を予防する効果があることがわかっています。

認知症にはいくつか種類があり、もっとも多いのはアルツハイマー型認知症ですが、アルツハイマー型認知症の3分の1は生活習慣の改善で予防できるといわれます。そして、予防策の1つが社会的な交流の機会をつくることなのです。

認知症予備軍といわれる軽度認知障害（ＭＣＩ）の人を4年間追跡調査した研究では、

46％の人が正常に戻りましたが、その人たちの生活を調べると、バランスのとれた食事を取り、活動的で、適度な運動習慣があったとのこと。認知症予防の観点からも、食べる力はとても重要だということです。

◎お口のリハビリで、食べる力、話す力、笑顔をつくる力を保つ

加齢とともにお口の機能が低下しやすくなるのは、多少の個人差はあっても皆同じです。大切なのは、「食べる力が弱ってきたかも」と気づいたら早めに対策を取ること。その1つが、お口のリハビリです。

食べる力を回復させれば、話す力や笑顔をつくる力も向上し、その人の人生はより豊かになります。

オーラルフレイルの予防法

バランスのよい食事を
よく噛んで食べる。

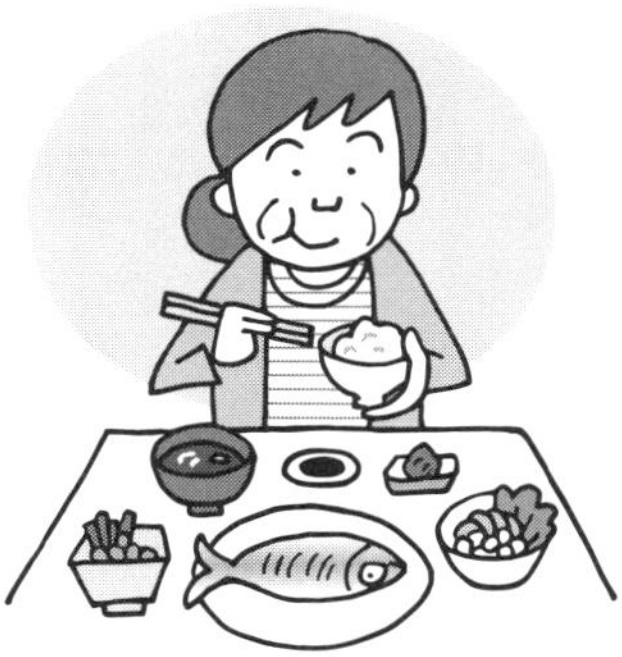

口腔ケア・
歯科検診を行う。

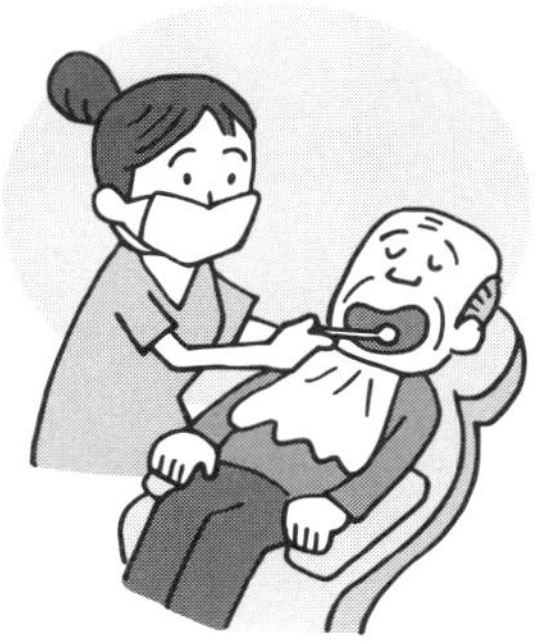

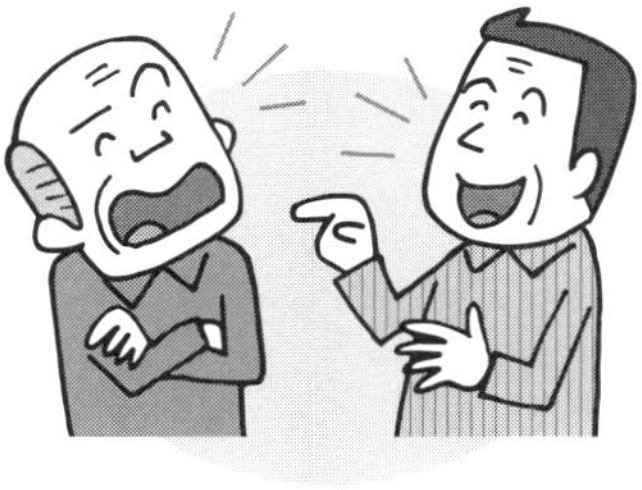

おしゃべりやカラオケなど、
他人との
コミュニケーションを
楽しむ。

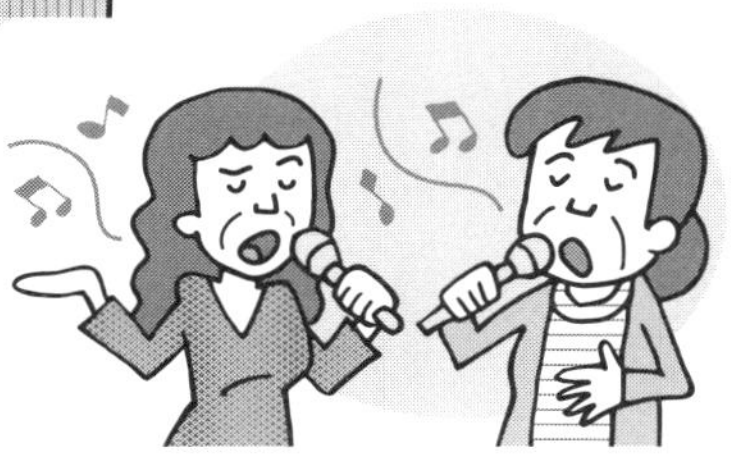

Part 2

食べる力が、健康で長生きを実現し、人生を豊かにする

食べるとき、お口と喉はどう動いているのか

青山歯科医院院長
青山 修

◎元気で長生きするためには食べる力を保つ（取り戻す）ことが必須

いまは健康で問題なく食べられるという人でも、食事中にむせたり、自分の唾液で咳き込むことが増えている場合は、近い将来、食べる力が大きく低下する危険が高い状態だといえます。

元気で長生きするためにはまずしっかり食べて栄養を摂ること、つまり、摂食嚥下機能を保つ（取り戻す）ことが必須です。

そのための有効な手段がお口のリハビリです。摂食嚥下に必要な筋肉を鍛える体操や、唾液の分泌を促すマッサージなどを行うことによって、自分の口で食べる幸せを手放すことなく生き切ることができます。

◎摂食嚥下の「5期モデル」とは

ます。

「食べる」という行為は、視覚と脳、お口、そして喉の絶妙な連携によって成り立っています。

「食べる」の第一歩は、自分の目で見て食べ物を認識することです。これを「先行期」といいます。次に、その食べ物を口から入れて噛む（咀嚼）「口腔準備期」。続いて、舌や頬を使い、食べ物を口の奥から喉へ送る「口腔期」、食べ物を食道へ送る（飲み込む＝嚥下）「咽頭《いんとう》期」と進み、最後が、食べ物を胃へ送り込む「食道期」です。

5段階に分かれていることから、「摂食嚥下の5期モデル」と呼ばれています。

(1) 先行期

食べ物を食べ物として認識する「先行期」。認知症になると、食べ物を食べ物として認識できなくなり、食べ始められない、一口の量をうまく調節できない、食べるペースが乱れるなどの障害が起こることがあります。

食べ物でないものを食べてしまう「異食」も、先行期の障害によって起こります。

(2) 口腔準備期

食べ物を口に入れるために口を開け、口の中に食べ物が入ったら口を閉じ、唇を結んだ状態で噛む「口腔準備期」。口の周りの筋肉を動かし、あご、舌、頬、歯を使って食べ物と唾液と混ぜ合わせ、食塊を形成します。味や食感を感じるのもこの時期です。口の周りや舌の筋力、歯、唾液の分泌量が影響します。

・筋力の問題

筋力は、口を開けたり閉じたりするときはもちろんですが、噛むときにも必要です。噛むときに働くのは、「咬筋《こうきん》」や「側頭筋《そくとうきん》」「内側翼突筋《ないそくよくとつきん》」「外側翼突筋《がいそくよくとつきん》」などです。これらをまとめて「咀嚼筋《そしゃくきん》」といい、「三叉《さんさ》神経」によってコントロールされています。

口を閉じる筋肉の力が弱くなると、食べこぼすことが多くなります。

・歯の問題

むし歯や歯周病のために歯が失われていたり、入れ歯が合わないと、固いものなどを噛むことができずに丸呑みしてしまう人もいますが、窒息することもあり非常に危険です。好きなものが食べられなくなり、食べる楽しみを失ってしまう人もいます。

・唾液の問題

高齢になると、唾液の分泌が減ってしまう人も増えます。唾液が十分に出ないと、パサついたものが食べにくくなるばかりでなく、むし歯菌や歯周病菌が増えてさらに歯が悪くなったり、口の中の雑菌が増えやすくなって、口臭がひどくなったり誤嚥性肺炎のリスクが高くなったりもします。

（3）口腔期

「口腔期」では、口を閉じ、舌と上あごをうまく連動させながら、食べ物（食塊）を喉に送り込みます。口を閉じて下あごを固定する筋肉や、舌を動かす筋肉が衰えると、食塊を喉の方に移動させることが難しくなり、いつまでも食べ物が口の中にあるという状態になります。

舌の筋力や、舌を動かす舌下神経の働きが低下している人の場合は、低下の程度に合う嚥下調整食にしたり、入れ歯を調整して舌の動きを補ったりする必要があります。口腔期に問題のある人が食事をするときは、姿勢の調整も大切です。上半身を起こし、なるべくあごを引いた状態で食べるようにする（食事介助する）と、筋力を効率的に使えます。

（4）咽頭期

ごくんと飲み込むときが「咽頭期」です。

ものを飲み込むときは、口の中を陰圧にする必要があります。そのため、まず上あごがグッと上がり、鼻腔とつながる通路を閉じます。これで、鼻の方に唾液などが流れ込んでしまうのを防げます。次に、舌の根本につながる舌骨が持ち上がり、喉仏がいったん上がってから下がります。そのときに咽頭蓋が下がって気道にフタをし、同時に食道の入り口が広く開きます。

飲み込むときは口を閉じ、奥歯を噛みしめますが、こうすることであごが固定されます。歯は、嚥下でも重要な役割を果たしているのです。

喉の入り口から食道へと、食塊を送り込む一連の反応を「嚥下反射」といいます。嚥下反射が起こるためには、舌骨を動かす筋肉など喉の周りの筋力と、筋肉を反射的に動かす神経（舌咽神経、迷走神経）の正常な働きが不可欠です。

筋力と神経の働きが衰え、嚥下反射がうまく起こらなくなると、むせたり誤嚥したりすることが多くなります。

（5）食道期

食道に入った食塊は胃まで運ばれ、消化されますが、胃の手前にある下部食道括約筋がゆるんでいると、胃の中のものが逆流しやすくなります。逆流がしょっちゅう起こると、胃酸などで食道が荒れ、逆流性食道炎を発症します。

また、逆流したものが気管から肺に入り込み、誤嚥性肺炎の原因になることもあります。

摂食嚥下機能を調べる検査がある

キカワ歯科医院院長　木川仁志

◎より詳しく食べる力をチェックするためのツール

医療や介護の現場で使われている評価ツールに、「EAT－10《イート・テン》」と「簡易栄養状態評価表（MNA®）」があります。

EAT－10は、飲み込む力（嚥下機能）を見極める問診票です。飲み込みに関する10個の質問に答え、点数を合計するだけで、嚥下障害の可能性をチェックすることができます。合計点が3点以上の場合、嚥下障害の可能性ありと判断されます。

MNA®は、栄養状態を簡単に評価するためのものです。認知症やうつ状態に関する質問や、肥満ややせの状態を表すBMIなどに関する質問も含まれています。合計ポイントが8～11ポイントだと「低栄養のおそれあり」、7ポイント以下だと「低栄養」と判断されます。

EAT-10：
嚥下アセスメントツール

姓名　　　　性別　　　　年齢　　　　日付

目的

EAT-10は、嚥下の機能を測るためのものです。
気になる症状や治療についてはかかりつけ医にご相談ください。

指示

各質問で、あてはまる点数を四角の中に記入してください。
以下の問題について、あなたはどの程度経験されていますか？

1. この3カ月間で、飲み込みの問題が原因で体重が減少した
0＝体重は減少していない
1＝よくわからない
2＝この3カ月間で、1kg未満体重が減少
3＝この3カ月間で、1kg以上3kg未満体重が減少
4＝この3カ月間で、3kg以上体重が減少
□

2. 飲み込みの問題が、外食に行くための障害になっている
0＝問題なし
1＝めったにそうは思わない
2＝ときどきそう思うことがある
3＝よくそう思う
4＝いつもそう思う
□

3. 液体を飲み込む時に、余分な努力が必要だ
0＝問題なし
1＝めったにそうは思わない
2＝ときどきそう思うことがある
3＝よくそう思う
4＝いつもそう思う
□

4. 固形物を飲み込む時に、余分な努力が必要だ
0＝問題なし
1＝めったにそうは思わない
2＝ときどきそう思うことがある
3＝よくそう思う
4＝いつもそう思う
□

5. 錠剤を飲み込む時に、余分な努力が必要だ
0＝問題なし
1＝めったにそうは思わない
2＝ときどきそう思うことがある
3＝よくそう思う
4＝いつもそう思う
□

6. 飲み込むことが苦痛だ
0＝問題なし
1＝めったにそうは思わない
2＝ときどきそう思うことがある
3＝よくそう思う
4＝いつもそう思う
□

7. 食べる喜びが飲み込みによって影響を受けている
0＝問題なし
1＝めったにそうは思わない
2＝ときどきそう思うことがある
3＝よくそう思う
4＝いつもそう思う
□

8. 飲み込む時に食べ物が喉に引っかかる
0＝問題なし
1＝めったにそうは思わない
2＝ときどきそう思うことがある
3＝よくそう思う
4＝いつもそう思う
□

9. 食べる時に咳が出る
0＝問題なし
1＝めったにそうは思わない
2＝ときどきそう思うことがある
3＝よくそう思う
4＝いつもそう思う
□

10. 飲み込むことはストレスが多い
0＝問題なし
1＝めったにそうは思わない
2＝ときどきそう思うことがある
3＝よくそう思う
4＝いつもそう思う
□

採点

上記の点数を足して、合計点数を四角の中に記入してください。
合計点数（最大40点）
□

次にすべきこと

EAT-10の合計点数が3点以上の場合、嚥下の効率や安全性に問題があるかもしれません。

EAT-10の結果を専門医に相談することをお勧めします。

簡易栄養状態評価表

(MNA：Mini Nutritional Assessment-Short Form)®

姓名

性別：　年齢：　体重：　kg　身長：　cm　調査日：

下の□欄に適切な数値を記入し、それらを加算してスクリーニング値を算出する。

スクリーニング

A. 過去3ヶ月間で食欲不振、消化器系の問題、そしゃく・嚥下困難などで食事量が減少しましたか？
0＝著しい食事量の減少
1＝中等度の食事量の減少
2＝食事量の減少なし
□

B. 過去3ヶ月間で体重の減少がありましたか？
0＝3kg 以上の減少
1＝わからない
2＝1～3kg の減少
3＝体重減少なし
□

C. 自力で歩けますか？
0＝寝たきりまたは車椅子を常時使用
1＝ベッドや車椅子を離れられるが、歩いて外出はできない
2＝自由に歩いて外出できる
□

D. 過去3ヶ月間で精神的ストレスや急性疾患を経験しましたか？
0＝はい
2＝いいえ
□

E. 神経・精神的問題の有無
0＝強度認知症またはうつ病
1＝中等度の認知症
2＝精神的問題なし
□

F1.BMI (kg/㎡)：体重 (kg) ÷ [身長 (m)]²
0＝BMI が 19 未満
1＝BMI が 19 以上、21 未満
2＝BMI が 21 以上、23 未満
3＝BMI が 23 以上
□

BMI が測定できない方は、F1 の代わりに F2 に回答してください。
BMI が測定できる方は、F1 のみに回答し、F2 は回答しないでください。

F2. ふくらはぎの周囲長 (cm)：CC
0＝31cm 未満
3＝31cm 以上
□

スクリーニング値
(最大 14 ポイント)　□□
12-14 ポイント：栄養状態良好
8-11 ポイント：低栄養のおそれあり (At risk)
0-7 ポイント：低栄養

◎歯科医による専門的な嚥下機能検査

飲み込むときの喉の様子を、直接見る（観察する）検査があります。それが、嚥下内視鏡（VE）です。

鼻から細い内視鏡を入れ、カメラのついた先端を咽頭の部分に静止させた状態で、患者さんに食事をしてもらいます。検査中、鼻の奥に多少違和感はありますが、咽頭より奥に内視鏡を入れることはないので、胃カメラのように苦しくなることはありません。

VEを行うと、まず喉や声帯の形を直接見ることができます。嚥下障害のある人は、喉に痰や唾液が溜まっていることがあります。

次に、食べ物を飲み込んでもらうことによって、飲み込んだ後に喉に食べ物が残っているかどうかを確認できます。さらに、食べ物が気管に流れ込んでいないか（誤嚥していないか）もわかります。

検査にかかる時間はだいたい30分くらいです。喉の様子だけを見て終わることもあり、その場合はもっと短い時間で終わります。麻酔を使うこともなく、患者さんの自宅で行うこともできるので、訪問歯科診療の大きな助けになります。

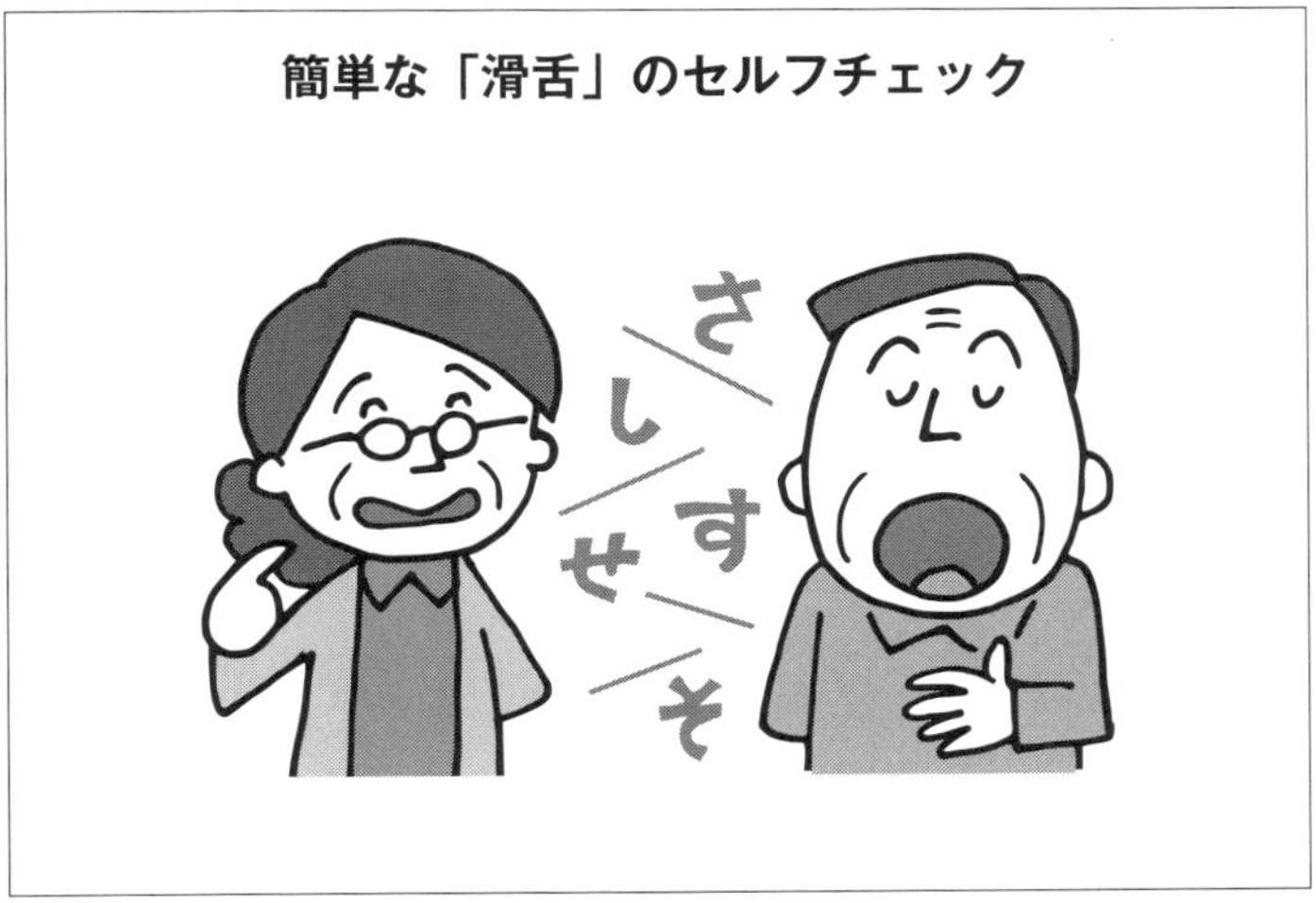

ＶＥは、主に耳鼻咽喉科医や内科医が行いますが、歯科医が行うこともあります。

◎簡単にできるセルフチェックは「さしすせそ」と言ってみる

高齢になると、「滑舌」が悪くなりがちです。「滑舌」とは、文字通り、言葉を滑らかに発声するための口や舌の動きです。もし、聞き取りにくいとか、口がうまく回らないなどと感じたら、それは加齢からくる舌の筋肉の衰えです。舌を噛みやすくなったり、口呼吸になるのも、この筋肉の衰えが一因ですし、摂食嚥下機能の具合も判断することができます。

この滑舌の良し悪しを知るには、「さしすせそ」と言ってみることです。口をあまり開かずに小さな声で話しているときには、「さしすせそ」と発音できていても、筋力が衰えている場合、大きく口を開けて話すと、「しゃしぃしゅしぇしょ」になりがちです。「しゃしぃしゅしぇしょ」になってきたら、「パカタラ体操」や「あいうべ体操」などのお口の体操をするといいでしょう（93、94ページ参照）。ベテランの俳優さんで、どんなに年を重ねてもクリアな言葉を発する人がいます。もしかするとこの体操をしているのかもしれませんね。

食べる力が衰えた人をサポートするときの基本

ルピナス歯科院長
玉田洋平

◎誤嚥を防ぐための対策が何よりも大切

嚥下障害と診断された人や嚥下障害が疑われる人にとって、もっとも怖いのは誤嚥です。お口のリハビリを始めても、効果が出るまでにはある程度の期間が必要ですし、健康な人と同じ程度にまで食べる力が回復するとは限りません。

大切なのは、その人の食べる力の程度に合ったサポートを行うことです。とくに、食事の前の観察と対応が重要で、ポイントは、①体調、②姿勢、③お口の状態、④飲み込みの状態、⑤食形態の５つです。

摂食嚥下のサポートというと、嚥下食やとろみづけに目がいきがちですが、まず①②③④を整えたうえで、その人に合う嚥下食などを提供することで食べる力が改善します。

①体調

食事介助を始める前に、しっかり目覚めているか、発熱や呼吸の乱れがないかなどをチェックします。認知症の人の場合は、認知機能の低下やせん妄の有無にも注意しましょう。「何かいつもと違う」と感じたら、家族にも話を聞き、かかりつけ医などに相談します。

②姿勢

摂食嚥下は姿勢の影響を強く受けます。頭の角度やリクライニングの角度を調整することにより、喉の感覚が敏感な側に食塊を通過させて嚥下反射を起こさせたり、食塊の通過速度を調整することが可能です。安定した姿勢を保つためには、テーブルの高さの調整も重要です。

〈椅子や車椅子に腰掛けて食べる人の場合〉

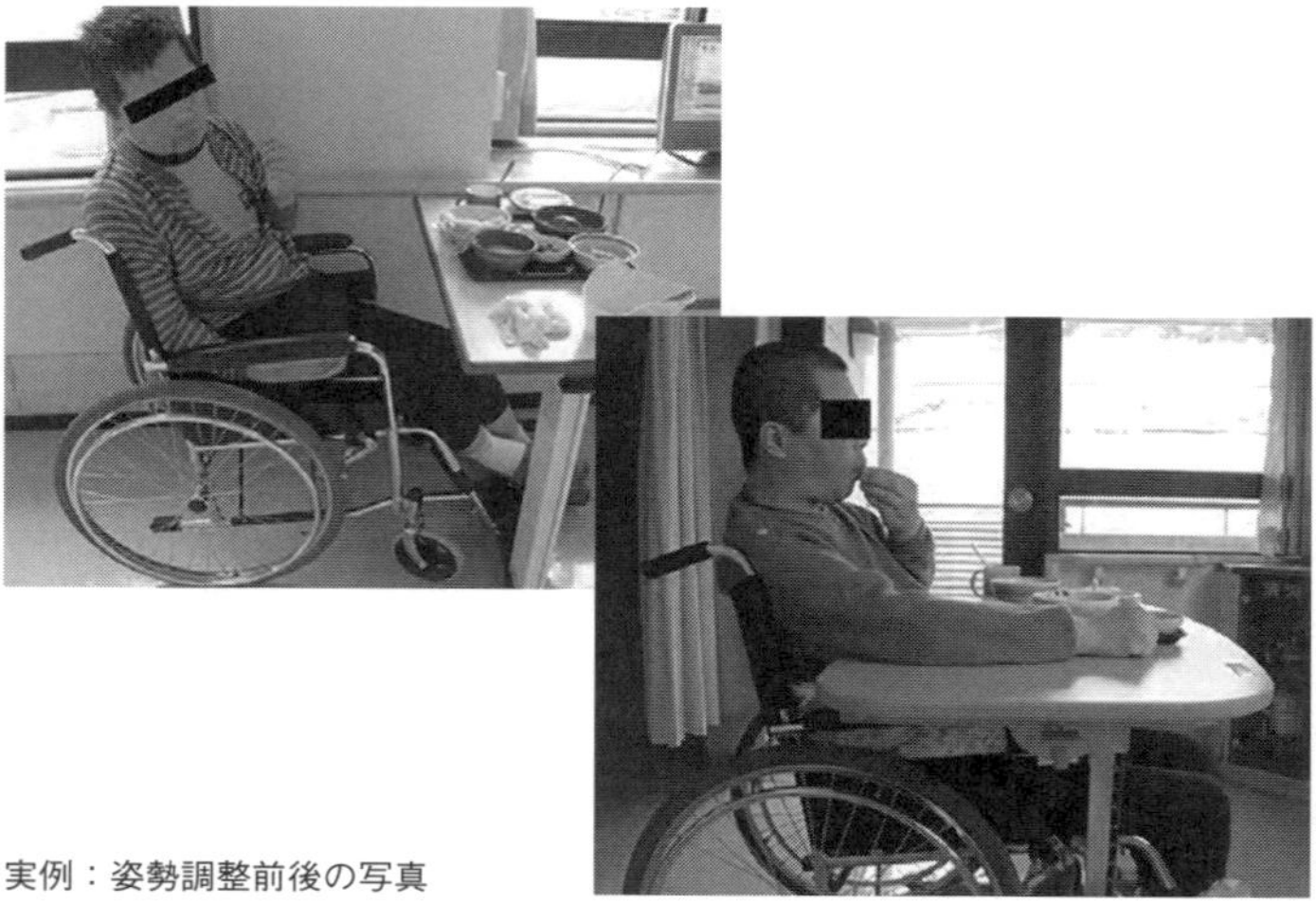

実例：姿勢調整前後の写真

背骨の変形や背筋、腹筋の筋力低下のために、背中がC字を描く円背姿勢になりがちですが、できるだけ背骨がS字を描くような姿勢に整えましょう。こうすることで、胸部や腹部が圧迫されるのを防ぎ、呼吸を楽にして、食べ物の消化吸収もよくします。このように、よい座位姿勢に整えることをシーティングといいます。

テーブルの高さと位置も大切です。肘と前腕で体を支えられるように調整し、体幹がねじれてしまわないようにしましょう。

足の裏が床にしっかりついていると安定するので、車椅子の場合は足をフットサポートから下ろします。また、車椅子の座面は後ろにやや傾いているので、クッションなどを使

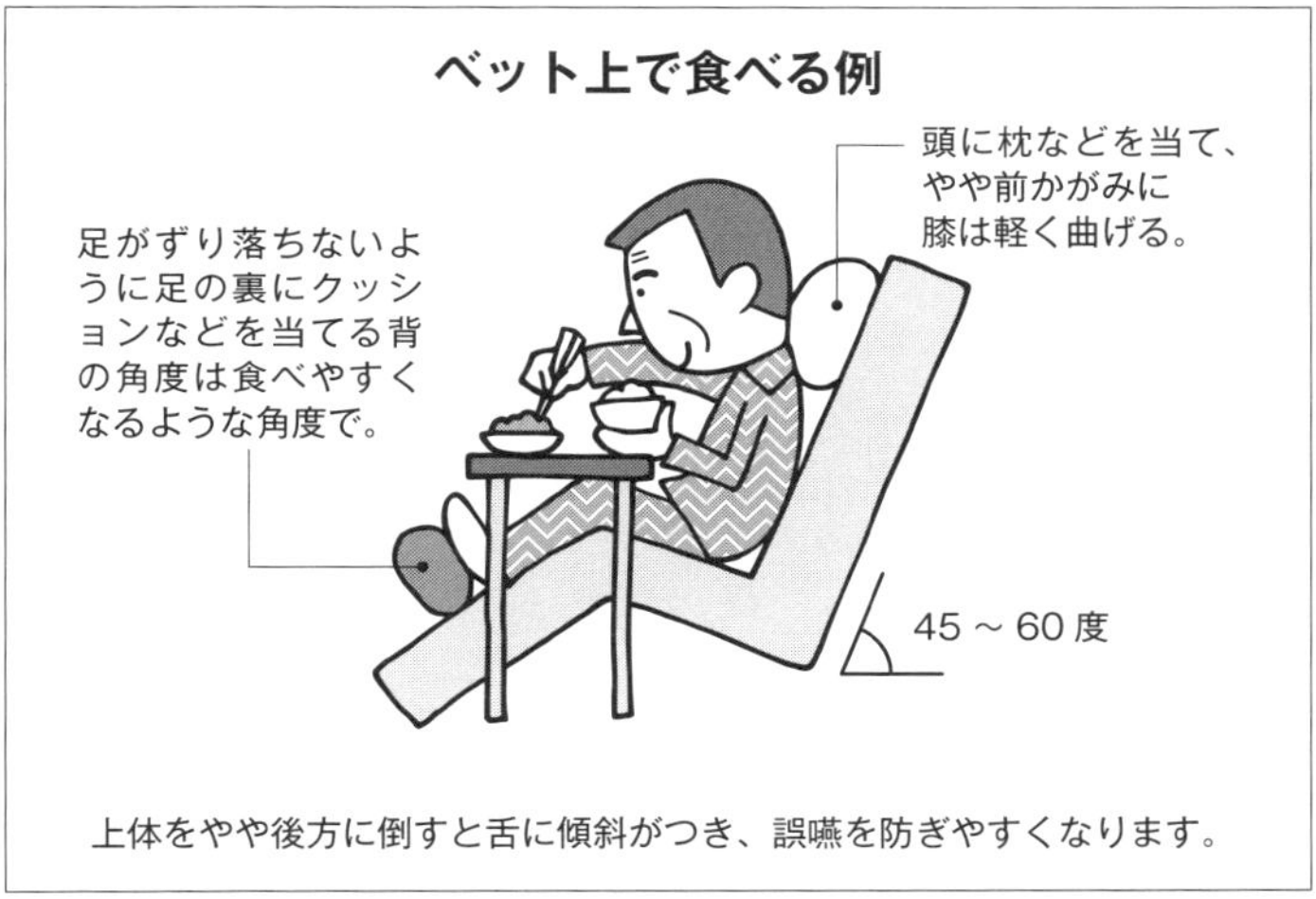
ベット上で食べる例
頭に枕などを当て、
やや前かがみに
膝は軽く曲げる。
足がずり落ちないよ
うに足の裏にクッシ
ョンなどを当てる背
の角度は食べやすく
なるような角度で。
45 ~ 60 度
上体をやや後方に倒すと舌に傾斜がつき、誤嚥を防ぎやすくなります。

って水平にすると、姿勢が安定しやすくなります。

〈ベッド上で食べる人の場合〉

リクライニングの角度は45~60度で、頭に枕などを当ててあごを少し引いた姿勢になるように調整します。飲み込むときに、あごが上がっていると誤嚥しやすいので注意しましょう。ひざを軽く曲げると姿勢が安定します。足の裏にクッションを当てると、体がずり落ちるのを防ぐことができます。

リクライニングの角度は、一人ひとり適した角度が異なり、その日の体調によっても調整が必要な場合があります。

③お口の状態

〈お口の中の乾燥状態〉

唾液が少ないと食塊が作りにくく、飲み込むときにかかる時間も長くなります。乾燥している場合は、唾液腺を刺激して唾液の分泌を促すマッサージを行ったり、人工唾液で保湿するなどのケアが有効です。

〈唇と頬の動き〉

唇を閉じる力が弱い人は、食べこぼししやすいので、そのことに配慮した食事介助が必要になります。唾液が流れ出ている（流涎《りゅうぜん》がある）場合は、唾液の飲み込みにも問題があると考えられます。

〈舌の位置と動き〉

摂食嚥下障害のある患者さんは、舌の働きが低下していることがよくあります。舌の動きが悪いと、食塊を作って口の奥に送り込み、飲み込むという動作がしにくくなります。

お口を開けたときに、舌が奥の方にある場合は、食事介助にも注意が必要です。

〈歯、義歯、噛み合わせ、咀嚼の状態〉

歯科医と歯科衛生士が確認し、きちんと噛めるように治療と口腔ケアを行います。一時的なものではなく、継続的な治療と口腔ケアが行える体制を整えることが大切です。

④飲み込みの状態

毎食事前に、飲み込みの状態（嚥下機能）を確認します。嚥下機能が低下している場合は、かかりつけ医などに相談しましょう。場合によっては、改めてＶＥなどによる嚥下機能検査が必要になります。

⑤食形態

咀嚼や嚥下の機能障害の程度に応じた食形態を考え、食塊のまとまりやすさを調整して食べやすくした嚥下食（嚥下調整食）を提供します。とろみをつけるなどの現場調整も、臨機応変に行います。

◎上手なお薬の飲み方（飲ませ方）

嚥下障害があると、お薬を飲む際にも誤嚥してしまう危険が高くなります。誤嚥を防ぐアイテムとしてゼリー状のオブラートも登場していますが、重要なのは食事同様飲み込むときの姿勢です。

お薬を飲むとき、上を向いて飲むくせのある人がたくさんいます。しかし、上を向いた姿勢は誤嚥しやすく、非常に危険です。

誤嚥を防ぐポイントは、飲み込むとき、うなずくようにあごを引くこと。あごを引くと、

むせずにお薬を飲むにはあごの角度が大切

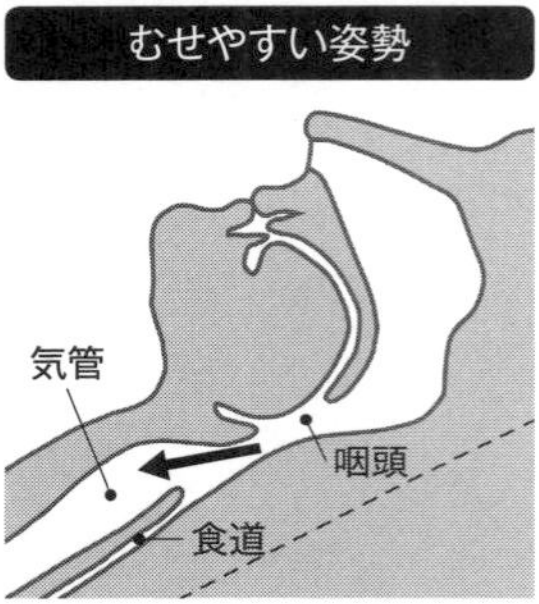

あごが上がると口の中に圧力をかけにくく、さらに口の中と気管とが直線的になるため、むせやすくなってしまう。

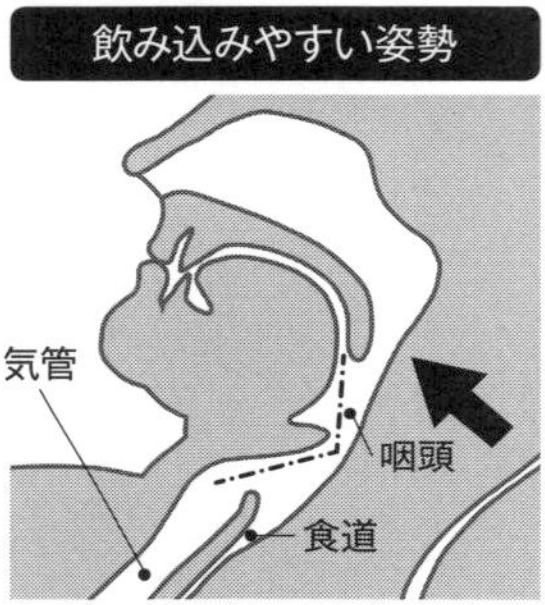

あごを引くと口の中と気管とに角度がつくので、むせにくくなる。リクライニングの状態でも、あごは引くようにします。

お口の中と気管に角度がつくため誤嚥しにくくなるのです。ベッドでリクライニングの状態でお薬を飲む場合も、あごを引き気味にします。

飲んだ後はすぐに横にならず、しばらく座位またはリクライニングの姿勢を保ちましょう。これも、誤嚥を防ぐポイントです。

サポートする場合は、飲んだ後にお口の中にお薬が残っていないか必ず確認しましょう。

高齢者は何種類ものお薬を飲んでいることも多いものです。お薬が飲みにくいという場合は、前述のゼリー状のオブラートなども利用して、確実に安全に飲めるようにサポートしましょう。

食べる力を取り戻すために必要なこと

伊藤歯科医院院長
伊藤英一

◎治療、口腔ケア、お口のリハビリが3本柱

お口の機能を保つために必要なのは、むし歯や歯周病の治療、口腔ケア、お口のリハビリの3つです。

・治療

むし歯や歯周病は歯を失う原因になり、噛む力の低下につながります。80歳まで20本自分の歯を残そうという「8020運動」は、それを防ぐために展開されています。入れ歯を作ることや、その調整も歯の治療の一部です。

・口腔ケア

うがい、歯磨き、入れ歯の掃除、舌や口腔内粘膜の掃除など、お口の中の清潔を保つための日々のケアです。お口の中を常にきれいにすると、お口の中の雑菌が減少し、誤嚥性肺炎のリスクは大きく低下します。

治療、口腔ケア、お口のリハビリ

	治療	口腔ケア	お口のリハビリ
目的	噛む力の維持・回復	口腔内の清潔を保つ	噛む、飲み込む、話すなど、お口の機能の維持・回復
内容	むし歯や歯周病の治療、入れ歯の作製、入れ歯の調整など	セルフケア：うがい、歯磨き、入れ歯の掃除、舌や口腔内粘膜の掃除 プロフェッショナルケア（歯科衛生士によるケア）：クリーニング、歯石除去、セルフケアのアドバイスなど	リラクセーション、お口の周りの筋肉の運動訓練、咳払いの訓練、嚥下訓練、発音・構音訓練 など

毎日患者さん自身やご家族が行うセルフケアに加え、歯科衛生士によるクリーニング、歯石除去などを定期的に行うと、お口の中の環境は格段によくなります。歯科衛生士によるケアをプロフェッショナルケアといい、口臭の改善と予防にも非常に効果があります。

・お口のリハビリ

衰えたお口の機能を回復、あるいは衰えるのを防ぐために行うものです。噛む力や飲み込む力、咳き込む力などを鍛えることで、誤嚥性肺炎の予防、低栄養やロコモ※の予防が可能になります。

お口のリハビリは、歯の治療と口腔ケアと3点セットで行うことで、最大の効果を生み出すことができます。歯科医や歯科衛生士がお口のリハビリを行う最大のメリットは、まさにそこにあります。
※ロコモティブシンドローム（運動器症候群）の通称。骨や関節、筋肉などの運動器の衰えが原因で、「立つ」「歩く」といった機能が低下している状態をいう。

◎お口のリハビリで、食べる楽しみを取り戻す

食べることは、日常生活における大きな楽しみです。人生を彩るものの1つだといっても過言ではないでしょう。お口のリハビリで食べる力を取り戻すと、再び食べる楽しみを味わうことができます。

味は、舌にある味覚のセンサー（味蕾《みらい》）だけではなく、噛み応えや舌触り、喉越しなども含めた総合的なもの。摂食嚥下機能が保たれていることで、それらを感じることができるのです。

摂食嚥下障害が重症化した場合、栄養や水分を補給するために胃ろうを入れることがありますが、それは最後の手段です。胃ろうで体に栄養や水分を与えることはできても、食べる楽しみを取り戻すことはできません。

いまは、できるだけ胃ろうは避け、可能な限りお口から食べられるようにするという考え方が中心です。そのために大きな役割を果たすのがお口のリハビリです。

お口のリハビリは、食べることだけではなく、話す、笑うといったコミュニケーション能力の回復にもつながり、その人の人生に楽しみや喜びをもたらすのです。

お口のリハビリ前に「むし歯、入れ歯」のチェック

冨所歯科医院院長
冨所武宣

◎高齢者の歯は、むし歯菌に狙われやすい

大切なお口のリハビリですが、その前にむし歯を治療しておくこと、入れ歯のガタつきをなくしておくことが大事です。ものをしっかり噛むことができなければ、お口のリハビリを実践しても効果を発揮しにくいからです。また、インプラントを使っている高齢者も、気をつけるべき点があります。

とくに高齢者の歯の場合、その表面を覆っているエナメル質（表層）が摩耗してしまっ

ています。むし歯とは、むし歯菌（ミュータンス菌）が食べかすなどの糖分を餌にエナメル質を溶かしてしまうことから始まります。エナメル質がすり減っていると、むし歯菌はその内側の象牙質へと容易に侵食していきます。放っておけば歯はぐらぐらしてきて、しっかりと噛むことができなくなります。最終的には、むし歯を抜かざるをえません。

また、歯磨きを怠ると歯の表面に歯垢がつきます。むし歯菌はこの歯垢が大好きで、中に入り込んでしまいます。歯垢がつかないように歯を磨くのは、歯垢という〝むし歯のすみか〟を作らないようにすることでもあります。

高齢者は歯肉が退縮して、エナメル質に覆われていない歯根部分が大きく露出している場合が少なくありません。むし歯菌はここも狙ってきます。

このように高齢者は、むし歯になりやすいのです。さらに弱った歯が折れてしまうこともあります。1本歯を失えば、さらに隣り合う歯が倒れてきたりして、噛み合わせに支障をきたします。

このようなことからも、歯科医院に通えなくなった高齢者の方々こそ、訪問歯科診療の活用が望まれるのです。

◎入れ歯は常にお口に合うように

入れ歯は一生ものではありません。作った当初から時間が経つほど、お口の状態が変化していくので、入れ歯に違和感が出るのは当然です。我慢して使い続けても、ますます合わなくなっていくだけです。自ずと少食になり栄養不足になってしまいます。さらに、口の機能も低下して体へ悪影響を及ぼします。このような悪循環に陥らないためにも、入れ歯に少しでも違和感があったら、歯科医に相談してください。また、介護者も注意して見るようにしてあげてください。

入れ歯のトラブルのチェックリストを紹介しておきます。

□口を開けたり閉じたりすると、入れ歯がカタカタ鳴る
□入れ歯をはめると、噛むたびに痛みを感じる
□硬いものが噛めない
□下の入れ歯が浮いたり、上の入れ歯が落ちてきたりする
□入れ歯の金具が舌などに当たる

□入れ歯がきつくて、入れにくい
□入れ歯をすると、味がよくわからなくなる
□口内炎ができやすくなった
□入れ歯を入れて、飲み込みが悪くなった

入れ歯は、素材やメンテナンスの状況、あるいは装着した年齢によっても耐用年数は変わってきます。このチェックリストを参考に、1つでも当てはまるものがあれば、私たちに相談してください。入れ歯の調整も、訪問歯科診療の大切な役割です。

◎インプラントのケアのポイント

高齢者のインプラントのケアについてご説明します。インプラントだからといって歯磨きなどのケアを怠ると、歯周炎という怖い病気になる可能性があります。これを「インプラント周囲炎」といいます。歯周病菌が粘膜とインプラントの境目に侵入し、炎症を起こす病気です。インプラント周囲炎が進むと、インプラントを支える骨が溶けてしまいます。溶けてしまった骨は戻すことはできません。最終的にはインプラントを抜く処置が必要に

なります。

ところが、この処置は簡単ではありません。というのも、インプラントには多くのメーカーが参入していて、それぞれの規格が異なるため、外す際には装着メーカーの器具でしかできないからです。したがって、高齢者で寝たきりになりそうな場合、認知症になる不安がある場合は、早めにインプラントを入れた歯科医に相談して、その後の手当てのしかたを決めておくべきです。そうしないと、別の歯科医が見た場合、どのメーカーのインプラントなのかがわかりません。

また、インプラントのケアでは、フッ素入り歯磨きは使用不可という見解があります。フッ素がインプラントの金属を腐食させるのがその理由です。もし、天然の歯が少ない場合、この見解どおり、フッ素の入っていない歯磨きがよいでしょう。しかし、天然の歯が多く残っている場合には、歯をむし歯菌から守ることを第一に考え、フッ素入り歯磨きを使うのがよいと思います。いずれにしてもケースバイケースです。歯科医の指示を受けるようにしてください。

Part 3

「お口のリハビリ」で、嚥下障害を防ぎ、元気で長生き

おロのリハビリの担い手としての〃訪問歯科診療〃

ケイズ歯科・矯正歯科クリニック深町
白石裕介

◎国も後押しする訪問歯科診療とは

訪問歯科診療とは、文字どおり歯科医や歯科衛生士が患者さんの自宅を訪問し、歯の治療や口腔ケア、お口のリハビリを行う診療形態です。高齢者の増加に伴って要介護状態の人も増え、訪問歯科診療の需要は高まっています。

訪問歯科診療の対象となるのは、病気やけがなどのために、通院による歯科治療が困難な人です。自宅や施設で介護を受けている高齢者が、お口の健康、とりわけ摂食嚥下機能を保つためには歯科治療等が不可欠です。国も訪問歯科診療の推進を後押しし、地域包括ケアシステムの中に訪問歯科医院が加わりやすい環境を整えています。

地域包括ケアシステムとは、高齢者などが住み慣れた場所で自分らしく、安心して暮らしていけるように、医療、介護、予防、住まい、生活支援を一体的に提供できる体制のことです。

日本は、65歳以上の高齢者人口が2025年には3675万人、2042年には3878万人となりピークを迎えると予測されています。高齢者の方々のお口の健康を守ることは、誤嚥性肺炎などを防いで健康を守ることにつながり、人生100年時代を元気で長生きするための支えとなります。

◎訪問歯科診療は、往診とは違う

訪問歯科診療と往診は、どちらも歯科医が患者さんが暮らす場所に行って治療する診療形態ですが、同じものではありません。訪問歯科診療は、「診療計画」を立てて定期的に訪問するもの、往診は、突発的な病気やけがのためにその都度訪問するものです。

訪問歯科診療には、歯の治療だけではなく口腔ケアとお口のリハビリが含まれ、それも往診にはない特徴です。

◎お口のリハビリの普及は訪問歯科医が担う

リハビリというと、普通は理学療法士や作業療法士などが行いますが、お口の場合は、言語聴覚士や歯科医がその担い手となります。言語聴覚士とは、話す・聞く・食べる・飲

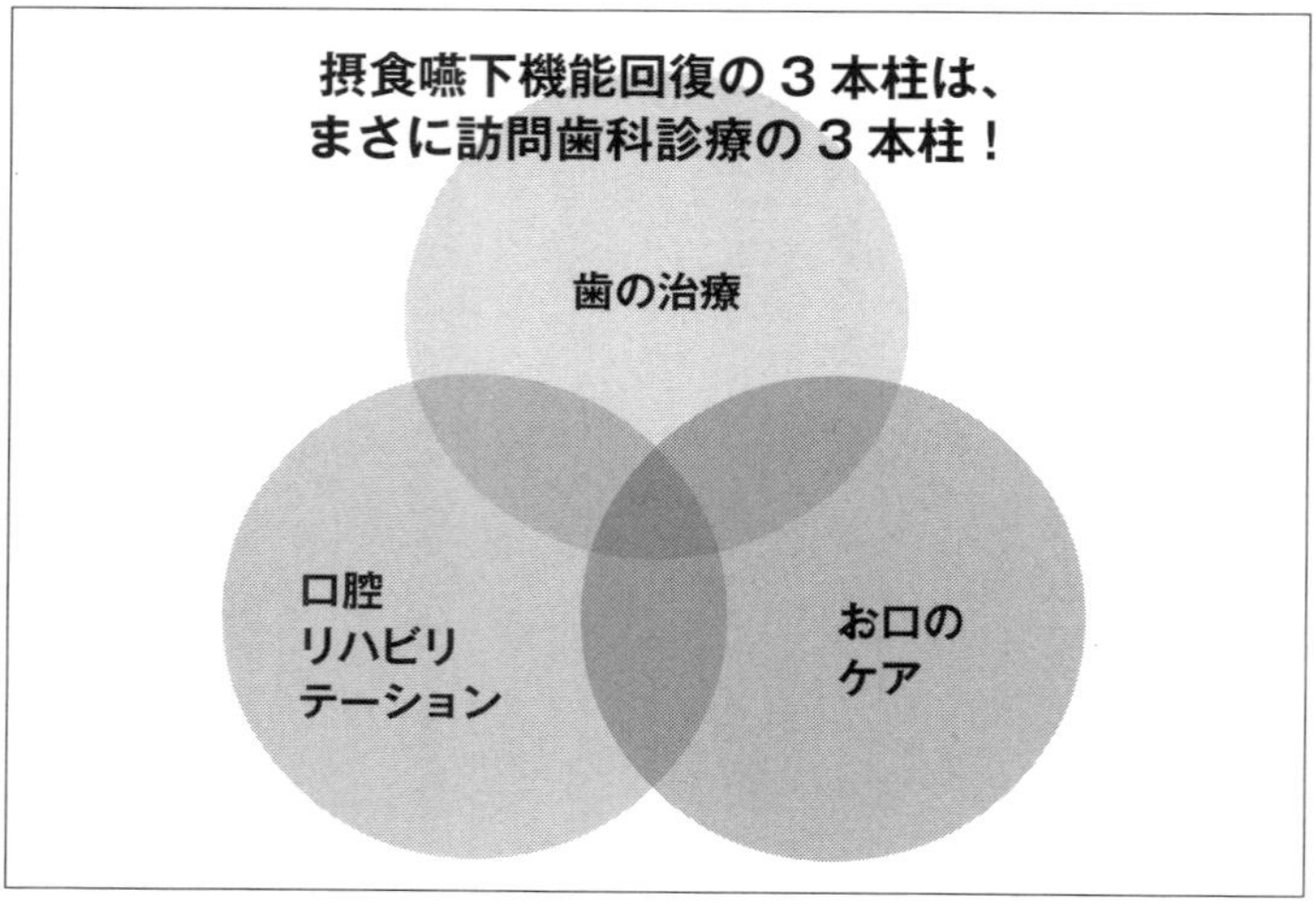

み込むことに不自由がある人に対して、それらの機能を回復させるリハビリを行う専門職です。しかし、在宅医療の現場で活動する言語聴覚士の数はまだまだ少ないのが実情です。

一方、訪問歯科診療に取り組む歯科医は増加しており、摂食嚥下機能の回復に必要な歯の治療、口腔ケア、お口のリハビリ（口腔リハビリテーション）という3本柱を、総合的に提供できるという強みを持っています。

お口のリハビリは、とても大切なものでありながらまだ知名度が低く、これから広げていかなければなりません。その担い手として、訪問歯科医に期待が寄せられています。

◎医療費削減にも貢献する訪問歯科診療

要介護状態にある高齢者のお口の中が不潔になったり、摂食嚥下機能が低下すると、誤嚥性肺炎を発症することが多くなり、脱水や低栄養のリスクが上がります。まったく食べられなくなった場合は、胃ろうを選択する場合もあるでしょう。

これらの治療にかかる医療費は増加傾向にあり、その抑制は国家的課題ですが、訪問歯科診療が普及し、お口の健康が保たれた要介護高齢者が増えれば医療費は削減できます。

高齢者の健康維持と医療費の削減、その2つを同時に実現するのが訪問歯科診療です。

訪問歯科診療を受けるまでの流れ

にき歯科医院理事長　二木由峰

◎保険診療内で受けられる

歯の治療や口腔ケア、お口のリハビリが必要でありながら、要介護状態で通院が困難な場合は、公的医療保険や介護保険で訪問歯科診療が受けられます。介護保険の対象者は、65歳以上の人と、40~64歳で介護保険が認める病気を持つ人。自治体に申請して要介護認定を受けることにより、さまざまな介護保険サービスを利用できるようになります。その中に、訪問歯科診療も含まれます。

訪問歯科診療における患者さんの自己負担額は、患者さんの年齢や収入に応じて、医療保険の場合は1割、2割、3割のいずれか、介護保険の場合は1割または2割です。これに、訪問に要した交通費が加わります。

◎介護保険の相談窓口

介護保険サービスを利用するためには、市区町村に申請が必要です。お住まいの市区町村の介護保険担当窓口、地域の社会福祉協議会、地域包括支援センターなどに問い合わせてみましょう。

地域包括支援センターは、高齢者等が住み慣れた地域で安心して暮らせるよう、相談に応じてくれる機関です。市区町村に1つは必ずあり、保健師または看護師、主任介護福祉専門員（ケアマネジャー）、社会福祉士という3つの専門職が常駐しています。

※介護保険の申請方法やサービスの利用法、訪問歯科診療の費用については、『訪問歯科診療のすすめ』（一般社団法人日本訪問歯科協会・監修）に詳しく説明しています。

◎訪問歯科診療を受けるには

すでに要介護認定を受け、介護保険サービスを利用している場合は、担当のケアマネジャーに相談するとよいでしょう。お口にどのような問題があるのか、例えば、入れ歯が合わなくて噛めない、飲み込む力が落ちてきたようでむせることが多くなった、食後に痰が増える、口臭が強いなど、具体的に伝えるのがポイントです。

訪問診療を受けている場合はそのかかりつけ医、訪問看護を受けている場合は訪問看護師に相談するという方法もあります。

要介護認定を受けていない場合は、訪問歯科診療を行っている歯科医院を探しましょう。訪問歯科診療に取り組む歯科医は増えているものの、地域によっては少ないところもあるのが実情です。しかし、次のような方法で探すことが可能です。

・地域の保健所に問い合わせる
・最寄りの地域包括支援センターに相談する
・地域の歯科医師会に問い合わせる

・かかったことのある歯科医院に、訪問歯科診療を行っているか問い合わせる
・一般社団法人日本訪問歯科協会に問い合わせる
・訪問歯科ネットで探す（https://houmonshika.net/）

施設に入所している人の場合は、施設のケアマネジャーや看護師に相談しましょう。

◎訪問歯科診療を受けるための準備

訪問歯科診療を依頼する歯科医院が決まったら、どのような症状で困っているのかをできるだけ具体的に伝えましょう。現在の病気の病状、飲んでいる薬の種類、過去の病歴なども、治療を進めるうえで必要な情報なので、整理しておいていただけるとたいへん助かります。

介護保険サービスを受けている場合は担当ケアマネジャーの名前と所属事業所名、訪問診療や訪問看護を受けている場合は、その名称と連絡先もお聞きします。

訪問当日、保険証や介護保険証は必ず準備しておきましょう。

お口のリハビリで誤嚥性肺炎、脱水、低栄養を防ぐ

吉原歯科医院院長 吉原正明

◎目標（ゴール）に向けて行うお口のリハビリ

ひとくちに食べる力が衰えているといっても、その程度や回復の見込みは患者さん一人ひとりで異なります。大切なのは、その人の摂食嚥下機能を正しく評価し、適切なリハビリの目標（ゴール）を設定することです。

もちろん、リハビリだけではなく歯の治療や口腔ケアを含めた3本柱に対して行います。目標は、短期目標、中期目標、長期目標というように段階的に考えます。基本的な目標は表に示したとおりですが、これをここの患者さんに合った具体的な目標に落とし込んでいきます。例えば、リハビリの中期目標にある「機能訓練（リハビリ）」では、具体的にどのような体操やマッサージを取り入れるのがベストかを検討します。

◎地域医療の一員として多職種と連携して患者さんを支える

訪問歯科診療の目標

	治療	ケア	リハビリテーション
短期目標	急性症状の緩和 歯周初期治療 義歯修理・調整	口腔衛生の確保 口腔環境の評価 セルフケアの確立	口腔機能・嚥下機能評価 食事形態・食事姿勢調整 食事介助方法の検討
中期目標	う蝕治療・形態回復 咬合・咀嚼機能回復 義歯製作・管理	口腔環境の改善 ケア用品・方法決定 ケア介入レベル検討	機能訓練（機能向上） 代償的介入方法検討 栄養改善・維持
長期目標	咬合の維持管理 咀嚼機能維持管理 咬傷の予防・対応	口腔衛生の維持 口腔環境の維持 「看取り」のケア	経口摂取維持 口腔機能維持管理 窒息・誤嚥性肺炎の予防

Ver.3（28.June 2010）鶴見大学歯学部高齢者歯科学講座　菅 武雄

その際、患者さんの認知機能や身体面の状態、食事などの生活背景、家族の状況、受けている介護保険サービスなど、さまざまな要素を考慮する必要があります。それらの情報を集め、適切な治療、口腔ケア、リハビリに反映させるためには、ケアマネジャー、訪問看護師、かかりつけ医など、多職種との連携が欠かせません。

また、私たち歯科医や歯科衛生士が考える目標を、その患者さんに関わる医療および介護職、そして患者さん自身や家族にも共有してもらうことで、最大の効果を生み出すことができるのです。

地域医療の一員として患者さんを支える――そのような強い気持ちで、私たちは訪問歯科診療に取り組んでいます。

◎食べる力をつけて健康寿命を延ばす

ＱＯＬという言葉を聞いたことがあると思います。クオリティ・オブ・ライフの略で、「生活の質」「生命の質」「人生の質」などと訳されています。

厚生労働省のｅ－ヘルスネットによると、人間が健康的な日常生活を送るためには、朝食・睡眠・喫煙（禁煙）・（適度な）飲酒・間食（をしない）・運動・体重のコントロールという７つの健康習慣が必要であり、これらの健康習慣を指標に、食習慣や環境、体質面などの改善をすることが、ＱＯＬの向上につながると考えられているようです。

食事は人間のＱＯＬを高める大きな要因であるだけに、食べられなくなることや、食べることが誤嚥性肺炎や窒息につながる状況は、ＱＯＬを著しく低下させてしまいます。

人は誰でもいつかは介護が必要になります。そうなったときにも食べる楽しみを失うことなく、最後まで自分のお口で食べ、人生を全うするために、訪問歯科診療をぜひ活用していただきたいと思います。

しっかり噛めて飲み込めるとＱＯＬは向上する

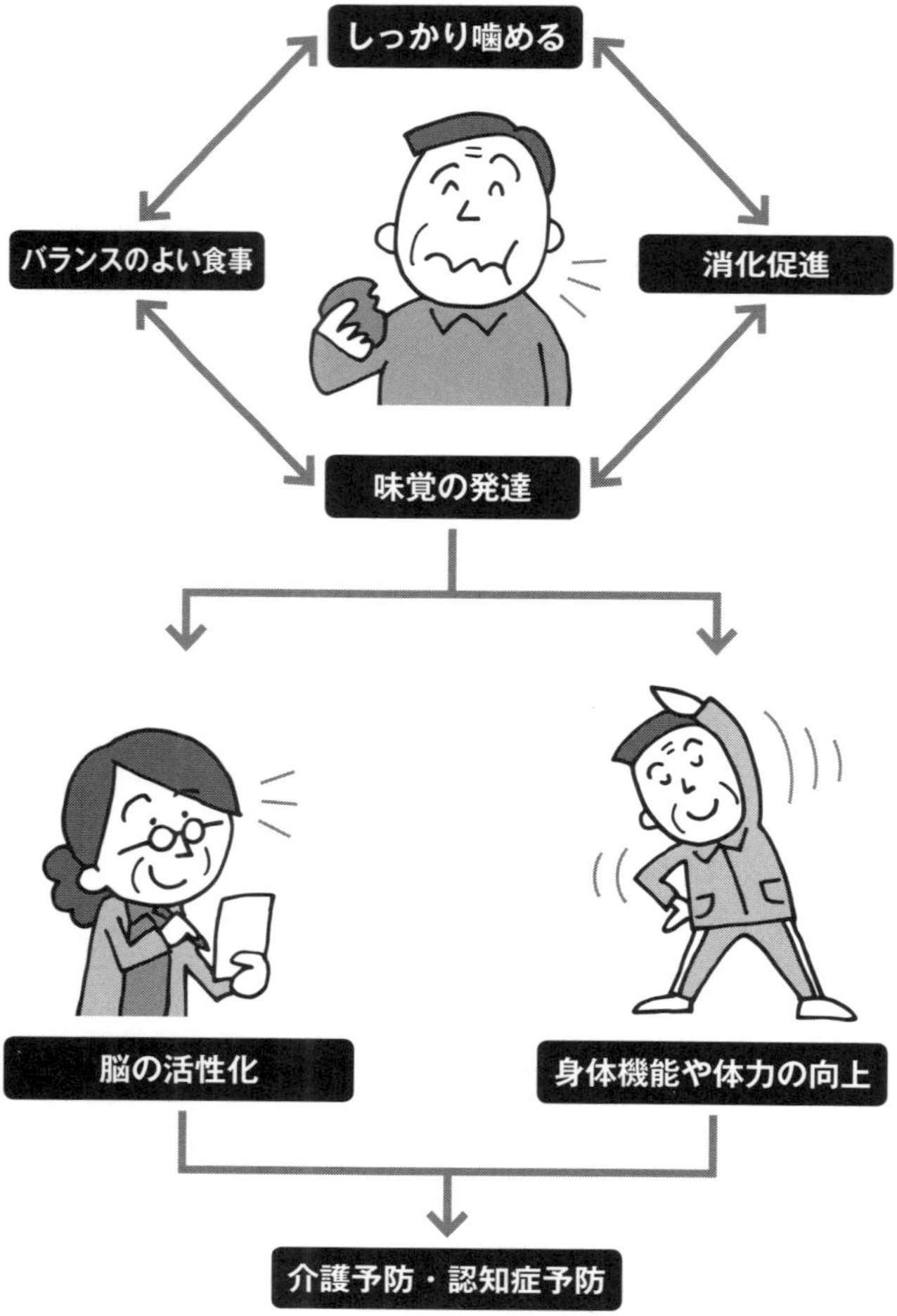

食前に行うリハビリ～唾液の分泌と首の動き～

鹿島デンタルオフィス院長
山田喜広

◎さまざまな理由で唾液の分泌量は減ってくる

お口の筋力が低下すると、唾液を分泌する唾液腺が萎縮し、唾液の量が少なくなり、お口が乾燥するようになります。糖尿病などの病気でお口が乾燥したり、ストレスのために唾液の分泌量が減る、口呼吸のためにお口が乾くということもあります。また、抗うつ薬や鎮痛薬、降圧薬、パーキンソン病の治療薬など、お薬の副作用で唾液の分泌が減ってしまうことも少なくありません。

◎唾液にはお口の中の環境を良好に保つ役割がある

唾液はお口の中をうるおし、食べたものを食塊にまとめる働きなどがありますが、食べかすや雑菌を洗い流す浄化作用など、口の中の環境を良好に保つ役割も持っています。また、お口の中には口腔常在菌という細菌類が棲んでおり、外から病原性の細菌が体内に入るのを防御していますが、唾液の分泌量が減ると口腔常在菌のバランスが崩れ、防御防御する力が弱くなってしまいます。

〈唾液の働き〉

①抗菌作用
むし歯菌や歯周病菌の侵入と増殖を防ぐ

②歯の再石灰化作用
食べ物に含まれる酸などによって溶けた歯の表面を修復する

③浄化作用
お口の中の細菌や食べかすを洗い流す。口臭も予防する

④消化作用
唾液に含まれるアミラーゼが、食べ物の消化吸収を促す

⑤潤滑作用
お口の中をうるおし、話す、食べるを助ける

⑥味覚作用
唾液が食べ物の成分を溶かし出し、味を感じやすくする

唾液の分泌を促すマッサージ

①耳下腺《じかせん》

耳たぶのやや前方、上の奥歯のあたりに人差し指をあて、指をそろえて指全体でやさしく、5～10回押す。

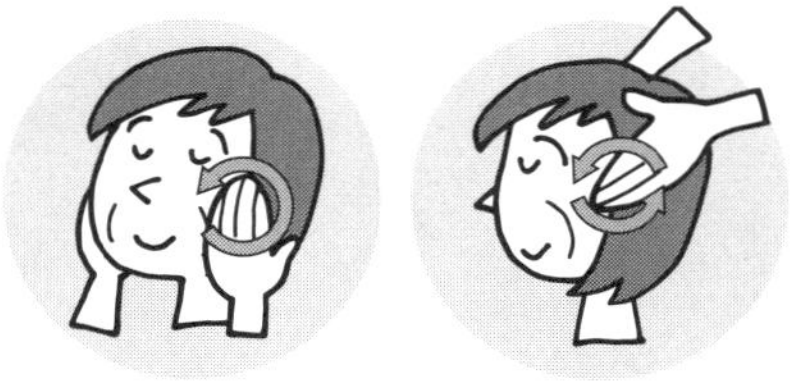

②顎下腺《がっかせん》

あごの骨の内側のやわらかい部分に指をそろえてあて、耳の後ろからあごの下まで5～10回やさしく押す。

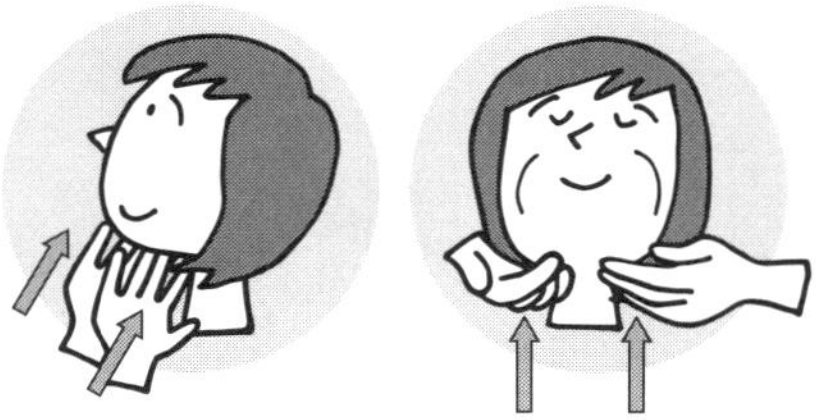

③舌下腺《ぜっかせん》

あごの先のとがった部分の内側を、舌を押し上げるような感じで、5～10回グーッと押す。自分で行うときは親指で、人にやってあげるときは、人差し指から小指までをそろえて押す。

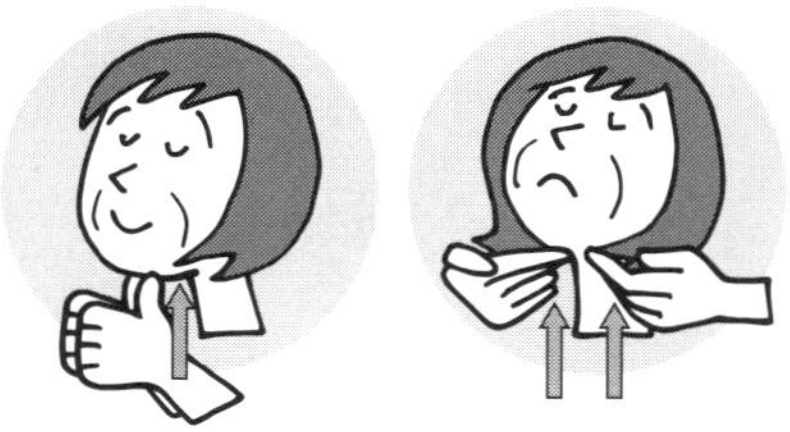

首の動きをよくする体操

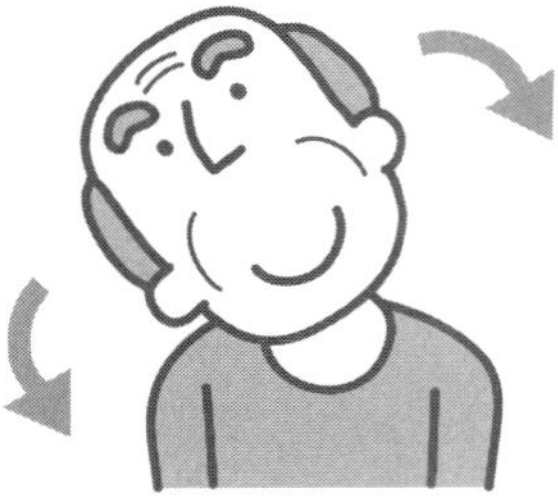

首をゆっくり前後左右に倒す。後ろに反らすときは無理をしないで。

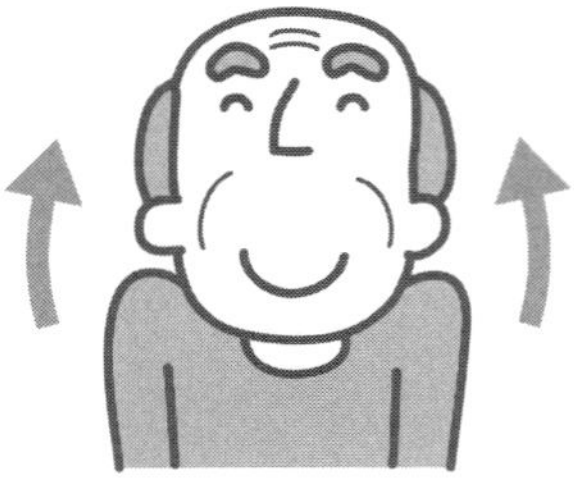

息を吸いながら両肩を上げ、息を吐きながら力を抜いて肩を落とす。

〈唾液の分泌を促すマッサージ〉

唾液は、耳たぶのやや前方にある耳下腺《じかせん》、あごの骨の内側にある顎下腺《がっかせん》、あごの先のとがった部分の内側にある舌下腺《ぜっかせん》から分泌されます。これらを食事前にやさしくマッサージすることにより、唾液の分泌を促すことができます。

耳下腺からは、サラサラした唾液が、顎下腺と舌下腺からは少し粘り気のある唾液が分泌されます。粘り気のある唾液は、食べ物を食塊にまとめる役割を持っています。

マッサージだけでは不十分という場合は、市販されている人工唾液を利用してもよいでしょう。歯科医に相談していただければ、保湿性薬剤、保湿力の高い洗口液、保湿ジェル、夜間の乾燥を防ぐ保湿用マウスピース、夜間義歯などを処方することが可能です。

食前に唾液の分泌を促すマッサージを行うことで、咀嚼や食塊の形成がしやすくなります。

◎首の動きをよくすると、咀嚼・嚥下がスムーズになる

噛む、飲み込むという動作には、首の筋肉が深く関わっています。しかし、高齢者は年齢的な筋力の低下に加え、運動不足のために筋肉がやせ、柔軟性も失われていることが多くあります。長年の肩こりや首こりも影響していると考えられます。

体操は、筋力や柔軟性を取り戻すことに加え、首の緊張を解く効果もあります。誤嚥は食べ始めの一口目に起こりやすいので、食前に行うのがおすすめです。

咀嚼のリハビリも欠かさないで

医療法人社団Kデンタルクリニック理事長・院長
金子尚樹

◎舌の体操と頬の体操で、噛む力を鍛えよう

食べ物を噛み、食塊を形成するときには、主に舌と頬の筋肉を使います。舌と頬の動きが悪くなると、たとえ歯があっても、食塊を形成し、それをお口の奥の方に送り込んで飲み込むという動きが難しくなります。介護を受けている高齢者が、お口の中の食べ物をいつまでももぐもぐするだけで、飲み込まないという場合がそうです。飲み込む力が衰えていることもありますが、食べ物を食塊にして喉の方に送り込む「口腔期」（47ページ参照）の障害が原因です。

舌と頬のしなやかさを回復させる体操を紹介しましょう。

◎よく噛んで食べることもリハビリになる

食べるときは30回噛むとよいといわれていますが、消化を助けて胃腸の負担を減らす効

舌の体操

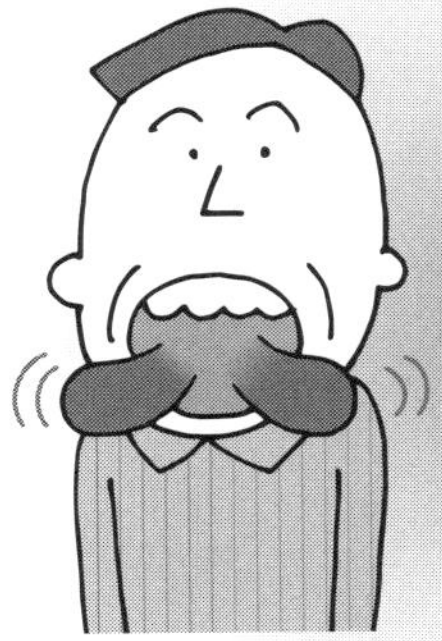

舌を突き出し、
左右に２～３回動かす。

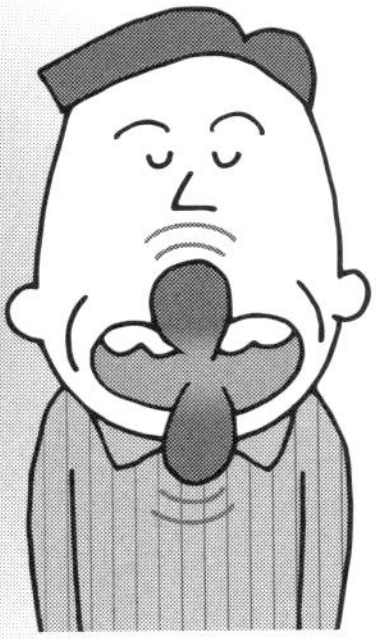

舌を上下に２～３回動かす。

口の体操

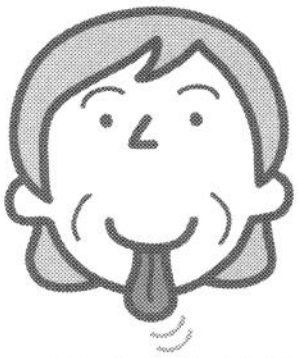

舌を出したり引っ
込めたりする。

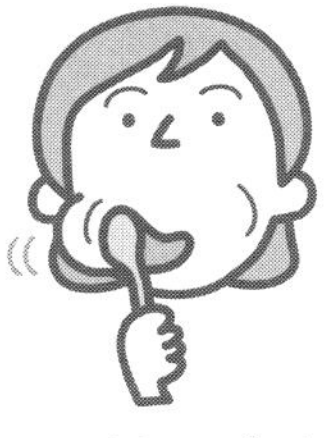

口の中にスプーン
を入れて頬の内側
から外側に軽く押
し、頬の筋肉でス
プーンを押し戻す。

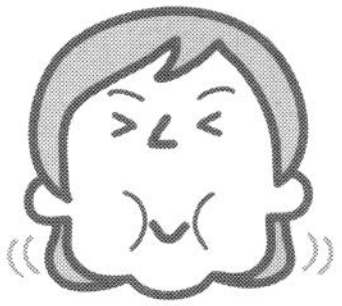

頬をふくらませた
りへこませたりす
る。

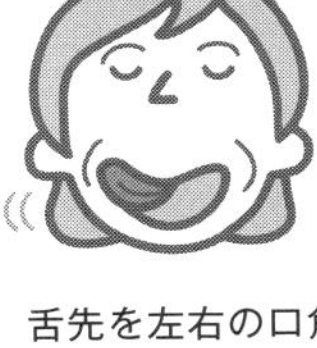

舌先を左右の口角
につける。

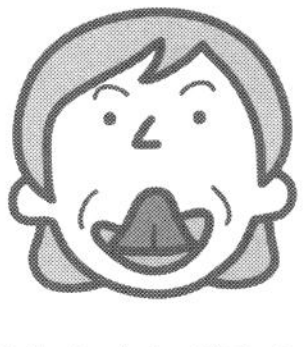

舌先をくちびるの
上下につける。

1口30回以上噛むよう意識する

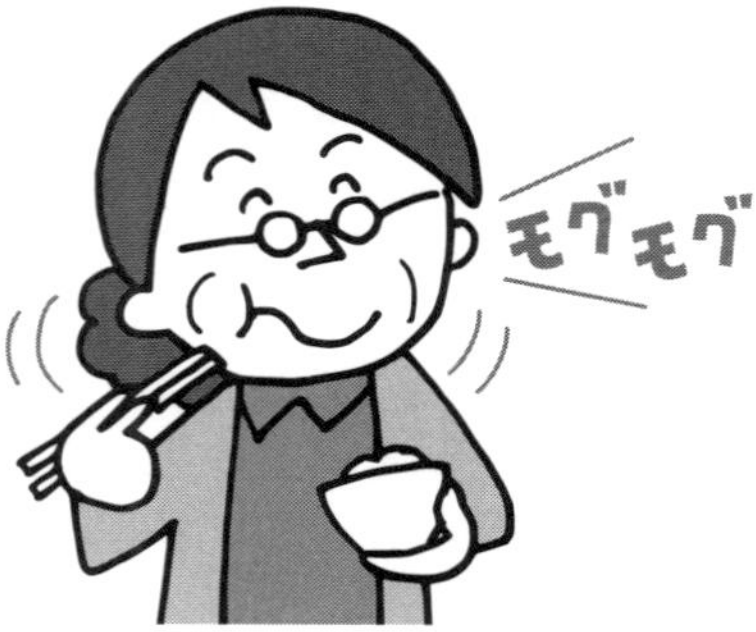

果のほかに、噛む力を衰えさせないという効果もあります。

よく噛むと唾液の分泌が促され、脳にもよい刺激が伝わります。早食いを改めると、満腹中枢が働いて食べ過ぎを防ぐことができ、ダイエットにもつながります。

「30回噛む」は、1日3回、誰でも手軽にできる咀嚼のリハビリです。

それと、もしも入れ歯を装着しないままでお食事をしている方はなるべく歯医者さんに義歯調整をしてもらうことです。義歯を装着して奥歯で噛むほうが、リハビリとしても望ましいでしょう。

嚥下のリハビリも積極的に行いましょう

桐山歯科医院院長
桐山立志

◎誤嚥を防ぐ体のしくみ「咳反射」を強化する

私たちは、食べ物を飲み込む瞬間、気管に入らないように無意識に息を止めています。ところが、呼吸のコントロールがうまくいかないと、タイミングよく息を止めることができず、吸い込みながら食べてしまうためむせるのです。

むせは、咳反射という誤嚥を防ぐための体に備わったしくみです。咳反射が衰えるのを防いだり、回復させるのに有効なのが、深呼吸と咳を組み合わせた体操です。

〈深呼吸・咳き込み体操〉

おなかに息を溜め込み、咳き込んで勢いよく吐き出す――。つまり、むせる（咳き込む）力を改善することができれば、誤嚥のリスクも下がります。

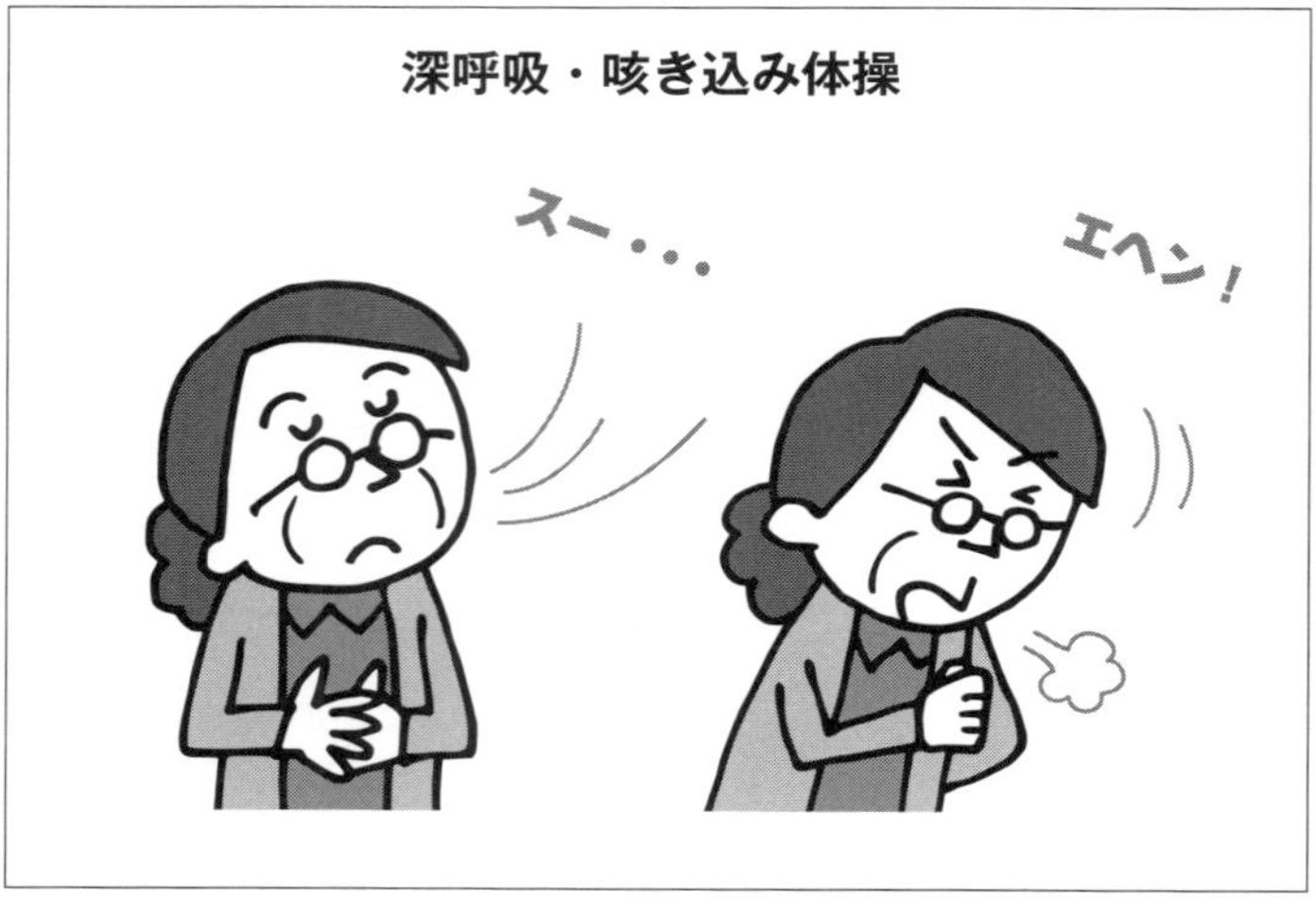

◎腹式呼吸をマスターしよう

深呼吸・咳き込み体操は、腹式呼吸で行うと効果的です。

腹式呼吸とは、お腹をふくらませながら息を吸い、お腹をへこませながら息を吐く呼吸法。横隔膜が大きく動くため、肺の機能（呼吸機能）を高めるのにも役立ちます。

◎発音を利用したリハビリで口腔機能を高める

発音も嚥下のリハビリになります。発音は、舌、唇、頬、首などを広く使うため、摂食嚥下機能の維持・向上に効果的で、いつでも手軽に行えるというメリットもあります。

腹式呼吸の練習

うつぶせに寝て、自分の体の重みを利用し、５～10分、おなかを意識して呼吸する。椅子に腰掛けて行ってもよい。寝返りができない人は、仰向けで行う。

うつぶせの場合

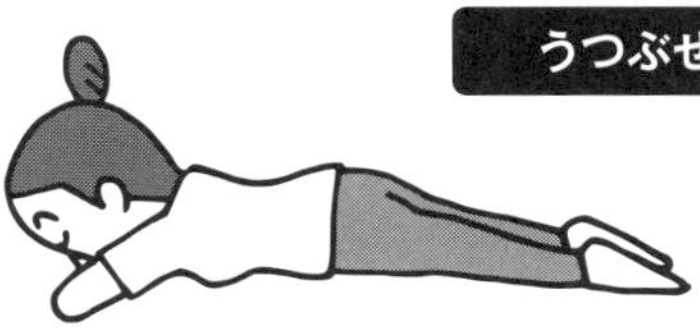

椅子を利用した場合

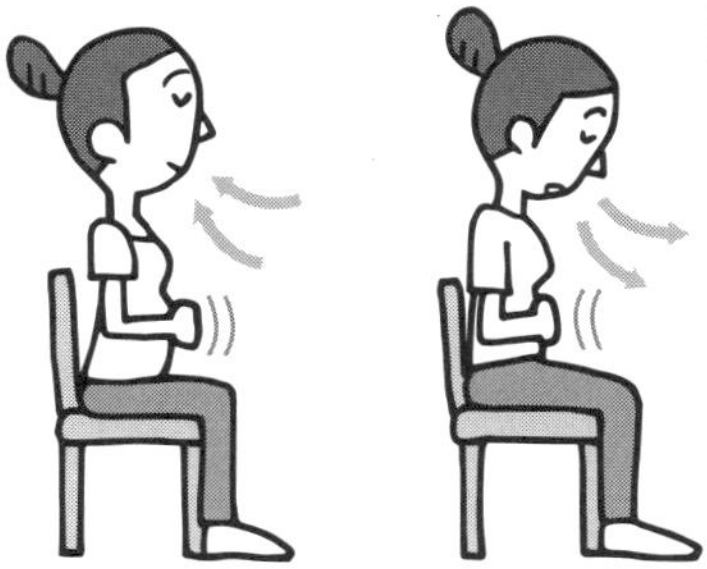

仰向けの場合

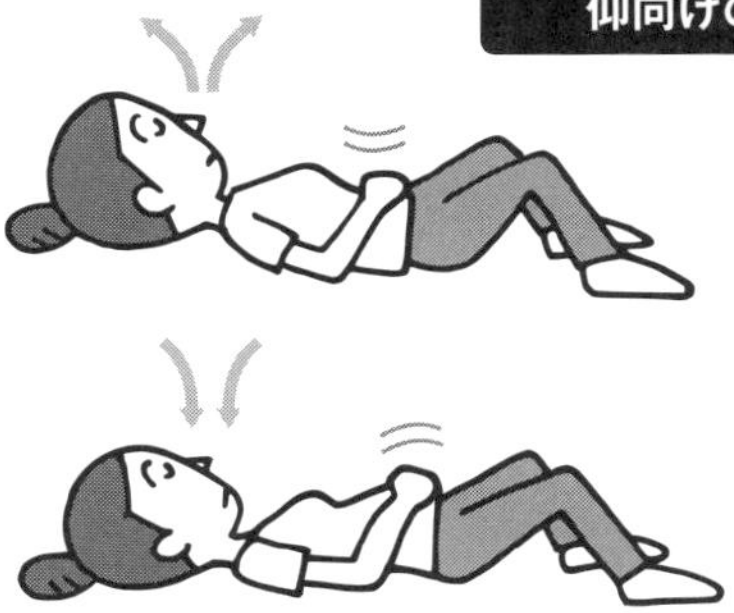

食事の前や、テレビを観ているときなどに、ぜひ実行してみてください。

〈パタカラ体操〉

パ、タ、カ、ラの4つの音を、破裂させるようにはっきりと発音する体操です。これらの音を発音するときの舌や唇の動きには、摂食嚥下の「5期モデル」(44ページ)の口腔準備期、口腔期、咽頭期に必要な動きが含まれています。

「パ」と発音するためには、まず唇をしっかり閉じなければなりません。唇を閉じる筋力が十分にあれば、食べ物を口からこぼすことなく取り入れられます。

「タ」というときは、舌の前方をあごにピタッとつけますが、食べ物を押しつぶしたり飲み込んだりするときも同じ動きをします。

「カ」は、喉に力を入れ、喉を閉めることで発音しますが、この動きができるとものをスムーズに飲み込めます。

「ラ」は、舌を丸めて舌先を前歯の裏につけ、勢いよく離すことで発音します。食べたものをお口の中へ運び、まとめて食塊を作るのに欠かせない舌先の筋肉が鍛えられます。

発音しにくい音がある場合は、その音の発音を念入りに訓練しましょう。

パタカラ体操

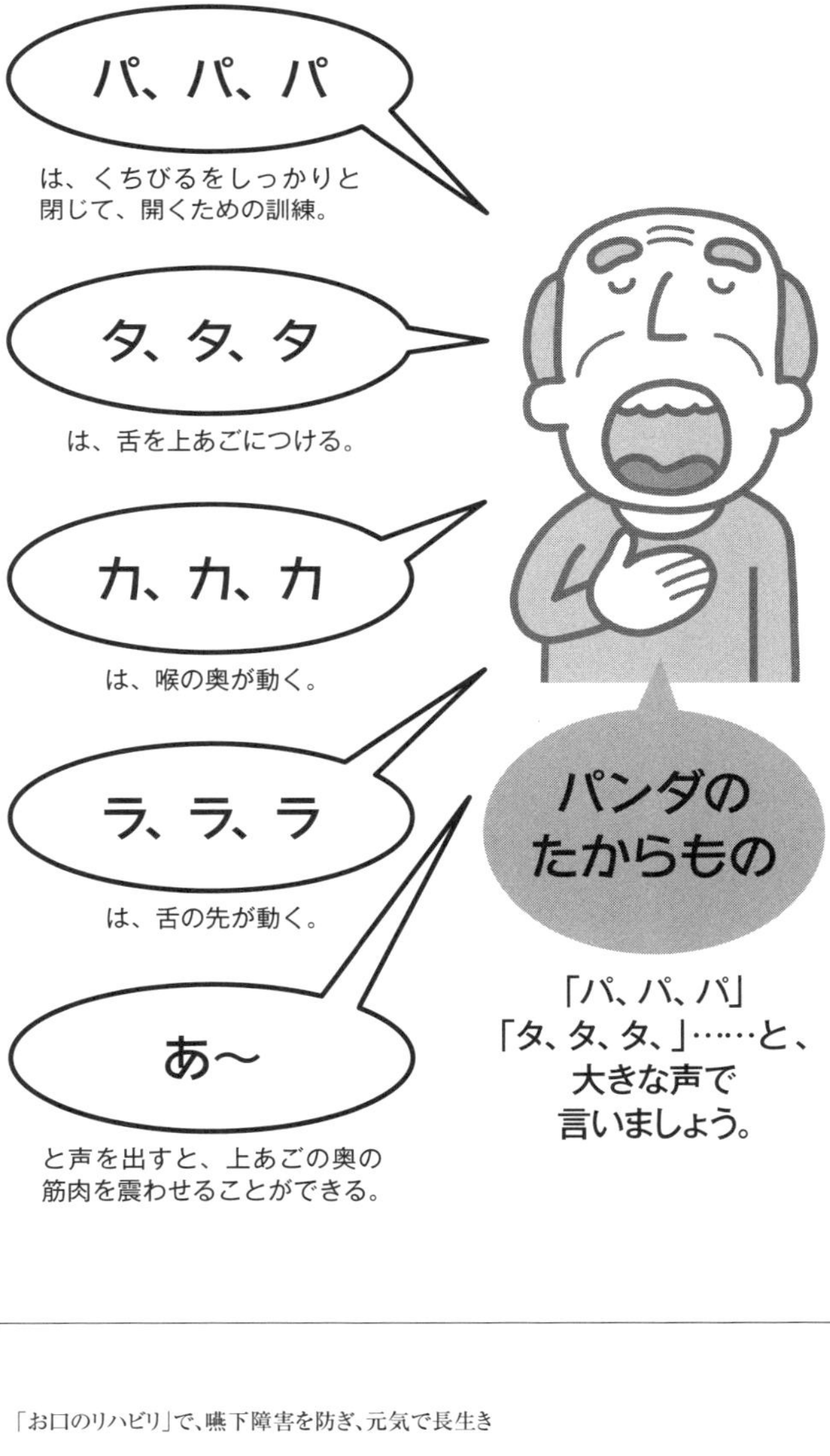
パ、パ、パ
は、くちびるをしっかりと
閉じて、開くための訓練。
タ、タ、タ
は、舌を上あごにつける。
カ、カ、カ
は、喉の奥が動く。
ラ、ラ、ラ
は、舌の先が動く。
あ〜
と声を出すと、上あごの奥の
筋肉を震わせることができる。
パンダの
たからもの
「パ、パ、パ」
「タ、タ、タ、」……と、
大きな声で
言いましょう。

あいうべ体操

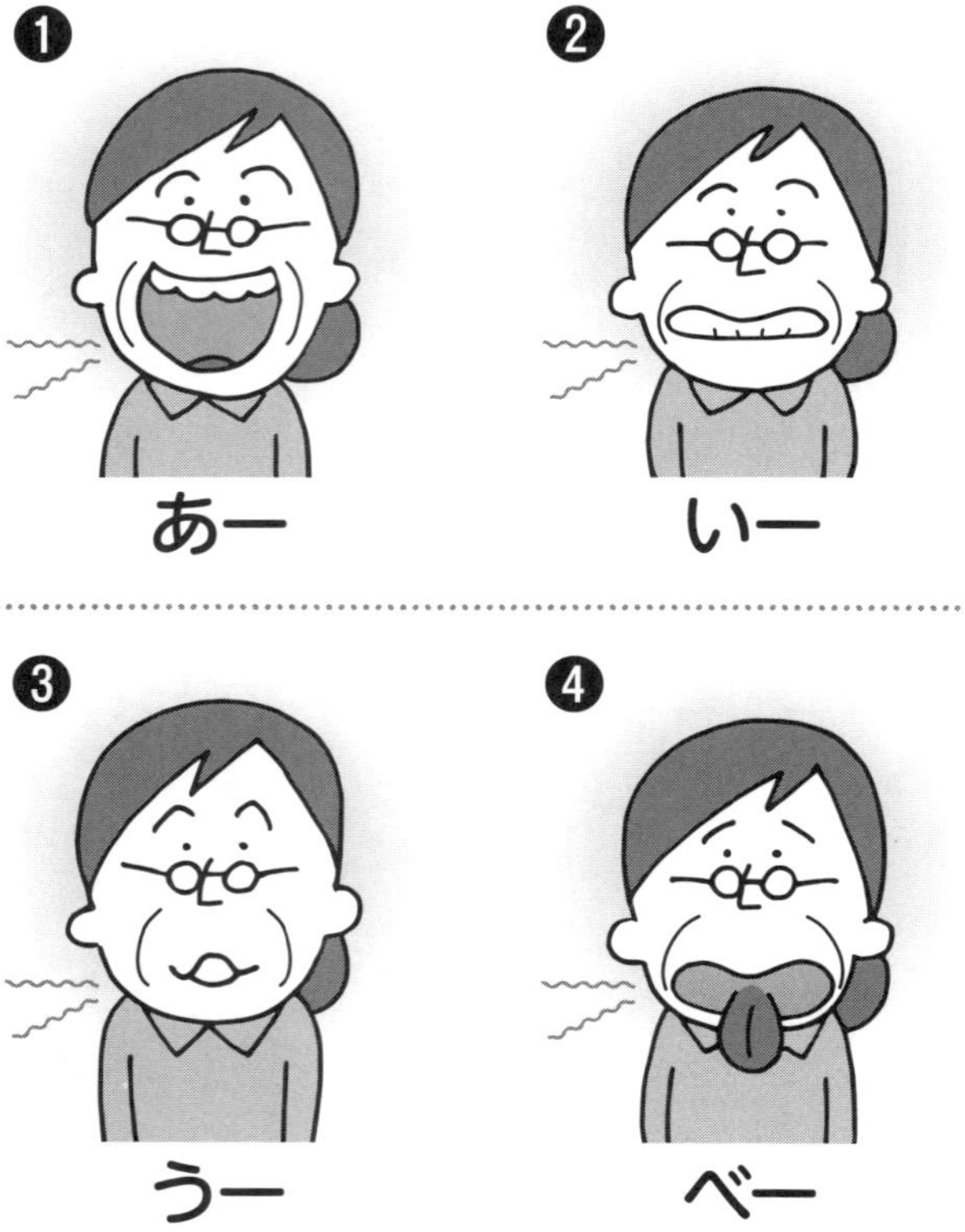

❶「あー」と大きく口を開く
❷「いー」と口を大きく横に広げる
❸「うー」と口を強く前に突き出す
❹「べー」と舌を突き出して下に伸ばす

＊４秒前後のゆっくりした間隔で行う。
＊①～④を１セットに、１日数回、無理のない程度に行う。

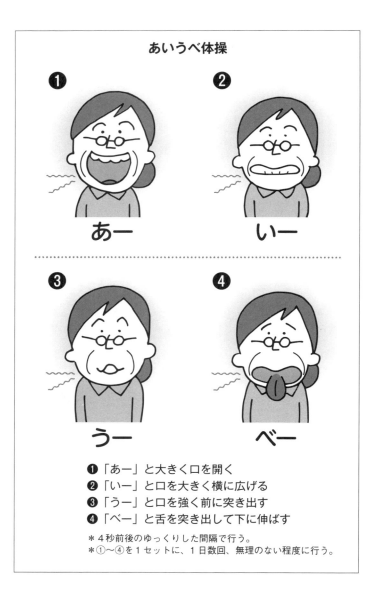

〈あいうべ体操〉

これも発語を使った嚥下のリハビリです。「あー」「いー」「うー」「べー」と、お口を大きく動かしながら発語するだけの簡単な体操ですが、お口の筋トレになるだけでなく、口呼吸から鼻呼吸に改善する効果があります。

口呼吸はお口の中や唇の乾燥につながるだけでなく、かぜなどの感染症にかかりやすくなることが指摘されています。鼻には、吸い込んだ空気を加湿し、温める、鼻毛でホコリなどが体内に侵入するのを防ぐ、粘膜で細菌やウイルスをキャッチするなどとしていますが、口呼吸ではこれらの役割を十分に果たせません。

あいうべ体操を効果的に行うポイントは、唇や舌、お口の動きを大きくすることです。声を大きく張り上げる必要はありません。「あ」の発音であごが痛む人は、「いー」「うー」「べー」だけ行いましょう。

喉の筋トレというリハビリもある

アルト歯科・口腔外科院長　**長岡俊哉**

◎気づきにくい喉の筋力の衰え。でも、筋力は90代でも改善する

足腰の筋力が衰えた、疲れやすくなったというのは気づきやすいですが、喉の筋力低下はわかりにくいものです。誤嚥性肺炎を起こしてはじめて、家族が気づくこともめずらしくありません。

摂食嚥下に必要な筋肉を鍛える喉の筋トレは何種類かありますが、ここでは家庭で簡単に安全にできるもの、自分一人でもできるもの、家族や介護職の人にもできるものを紹介します。

筋力は90代でも改善することができます。喉の筋トレも、毎日続ければ効果があらわれます。

〈嚥下おでこ体操〉

おでこに手のひらをあて、手とおでこを押し合う動きをすることで、喉の筋肉に負荷を

嚥下おでこ体操

行う回数

1セット×5～10回

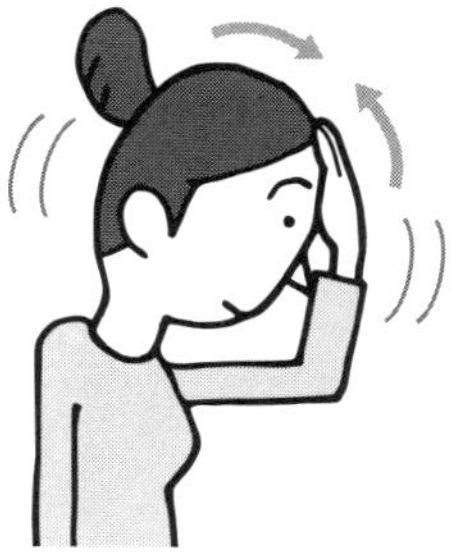

手とおでこが押し合うことで、喉仏周辺に力が入って周囲の筋肉を刺激し、筋力の衰えを防止します。体を起こしたまま行えるので、気軽に、簡単に行うことができます。

やり方（1セット）

①おでこに手のひらの下部を当てる
②頭はおへそをのぞき込むように下方向に、手はおでこを押し戻すように上方向に力を入れ、5秒間キープする

ポイント 喉仏あたりに力が入っているように意識する

かける体操です。ポイントは、手とおでこを押し合ったときに、喉仏のあたりに力が入っているようにすること。その状態で5秒キープします。

息を止めないように、「1、2、3……」と、数を数えながら行うとよいでしょう。

〈プッシング・プリング体操〉

プッシング・プリング体操は、「声門閉鎖練習」ともいい、病気や加齢のためにゆるんだ声門の筋肉を鍛え、誤嚥を予防する効果のある体操です。咳き込みや飲み込みも強化します（次ページ図）。

プッシング・プリング体操

①プッシングエクササイズ

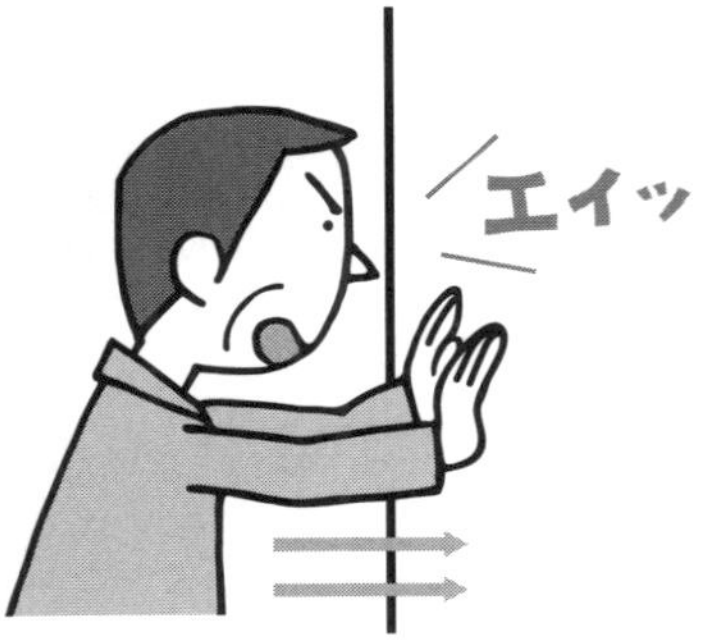

「エイッ」と強く声を出しながら、両腕に力をこめて壁を押し、最後に唾液を飲み込む。

②プリングエクササイズ

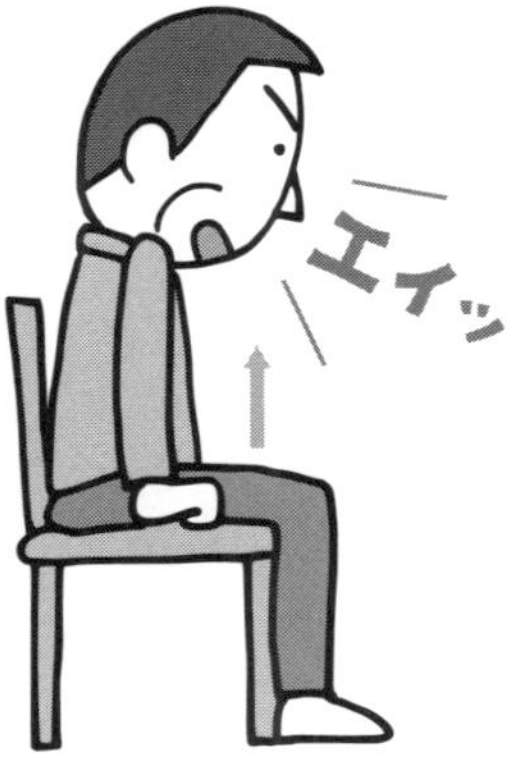

「エイッ」と強く声を出しながら、体を持ち上げるように両腕で椅子の座面を下に押し、最後に唾液を飲み込む。

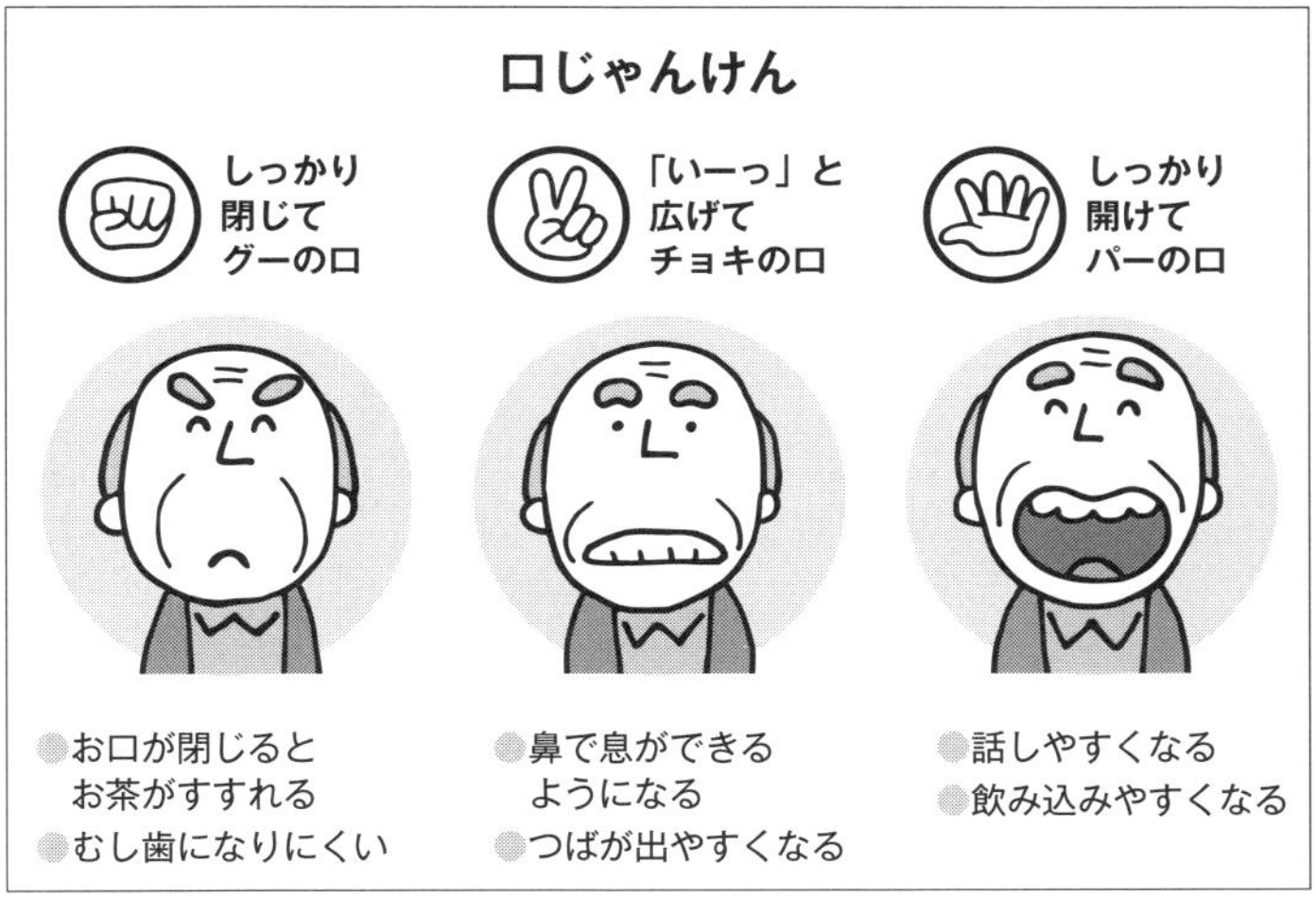
口じゃんけん
しっかり閉じてグーの口
「いーっ」と広げてチョキの口
しっかり開けてパーの口
お口が閉じるとお茶がすすれる
むし歯になりにくい
鼻で息ができるようになる
つばが出やすくなる
話しやすくなる
飲み込みやすくなる

◎口じゃんけんやカラオケで楽しく筋トレしよう

ただ体操をするだけではつまらない！　という人におすすめなのが、口じゃんけんやカラオケです。仲間や家族と楽しみながら行うことで、続けやすくなるうえ、話が盛り上がったり笑ったり、お口の機能全体や脳にもプラスアルファの効果が期待できます。

〈口じゃんけん〉

お口で、グーチョキパーを表現します。お口をしっかり閉じて「グー」、お口を左右に思いきり広げて「チョキ」、お口を大きく開けて「パー」という具合です。

「グー」がしっかりできるようになると、お茶がすすれる、むし歯になりにくい、「チョキ」ができると唾液が出やすくなり、鼻呼吸ができるようになる、「パー」ができると話しやすくなる、飲み込みやすくなるといった効果が期待できます。

〈カラオケ〉

歌が好きな人が、楽しく喉を鍛えるならカラオケが一番だと思います。仲間とカラオケボックスに行くのはもちろん、最近は一人カラオケも普通になっているので、誰にも気兼ねせず、自分の好きな歌を思う存分歌うのもありでしょう。

〈歯磨き〉

楽しくというのとは少し違いますが、日常的な行為でリハビリになるものもあります。その一つが歯磨きです。

歯ブラシで舌を押さえつけるようにすると、舌はその力に反発します。歯磨き中に行うと舌の筋トレになります。

ただし、あまり強く何度も歯ブラシを舌に押しつけると、舌を傷つけてしまうこともあるので注意しましょう。また、舌の奥の方を押さえると、オエッとなる（嘔吐反射）ので気をつけてください。

脳梗塞などで片マヒなどの後遺症がある人のリハビリ

坂口歯科医院院長　坂口 豊

◎全身のリハビリの中に咀嚼・嚥下のリハビリも加えよう

病気やその後遺症で運動障害の症状があると、咀嚼・嚥下機能も低下することがあります。そのような人には、意識的に顔の筋肉を動かす「表情のリハビリ」が効果的です。

表情のリハビリは、表情が乏しくなった高齢者にもおすすめしたいリハビリです。こわばった表情筋をゆるめる作用もあるので、コミュニケーション能力の回復が期待できます。

〈表情のリハビリ〉

6種類の表情を作り、顔全体の筋肉に働きかけます。鏡を見ながら、できるだけオーバーに表情をつくるのが効果を上げる秘訣です。1人で行うのが難しい人の場合は、家族や介護職の人が一緒に行い、まず自分から表情をつくって見せてあげるとよいでしょう。

（1）　にっこり、口角を引き上げる
（2）　すっぱいものを食べたときの表情をする（目、鼻、口を顔の中心に集めるように）

（3）ムフフフと、くちびるを内側に丸める
（4）オランウータン顔を作ってみる。顔を上下にグーンと伸ばすように
（5）パッと、大きく口を開く
（6）片側ずつ、交互に、頬をふくらませたり、へこませたりする

◎すべてのリハビリは、高齢者の「生きる」を支えるためにある

ここまで本書で、さまざまなリハビリ方法を学んでこられたと思います。本書で紹介しきれなかったリハビリも含めて、これを実践する効果がどう表れるか、あるいは目的は何か。ぜひ、それを知っておいてください。一般的に、以下の目的・効果があるといわれています。

（1）身体機能を向上させる
（2）生活の質（QOL）を高める
（3）脳を活性化する
（4）他者とのコミュニケーションを高める

とくに、私たち歯科医は、リハビリの効果を十分に認め、寝たきりの高齢者にも、無理

表情のリハビリ

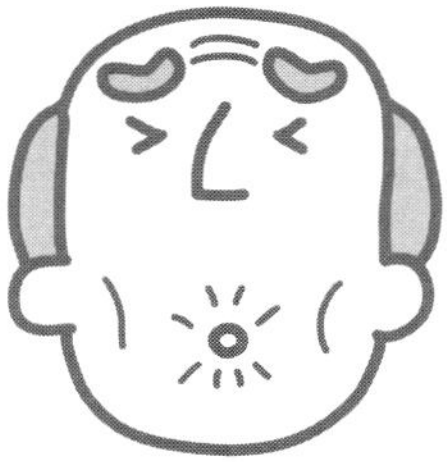

すっぱい顔。顔の中心に目・鼻・口を引き寄せるようにする。

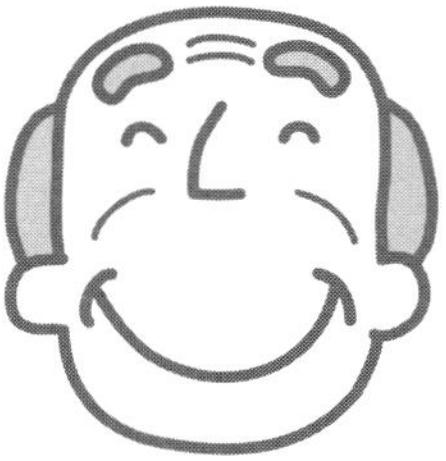

にっこり口角を引き上げる。

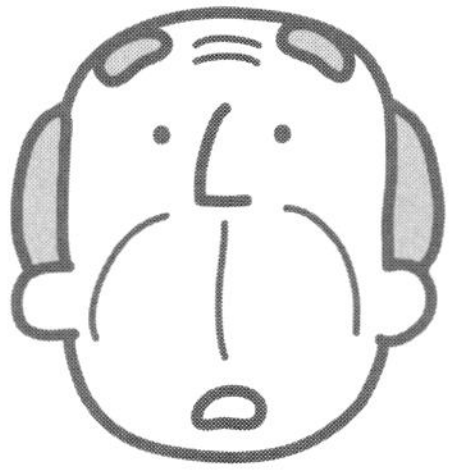

オランウータン顔。顔を上下に引き伸ばす。

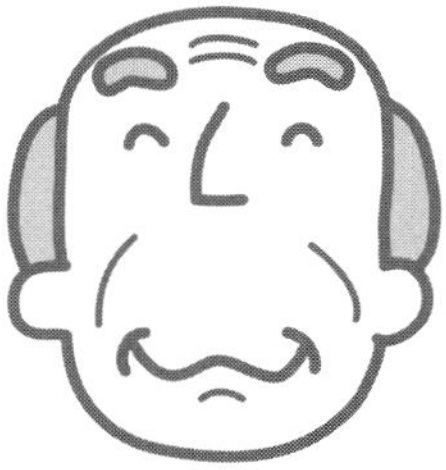

ムフフフとくちびるを内側に丸める。

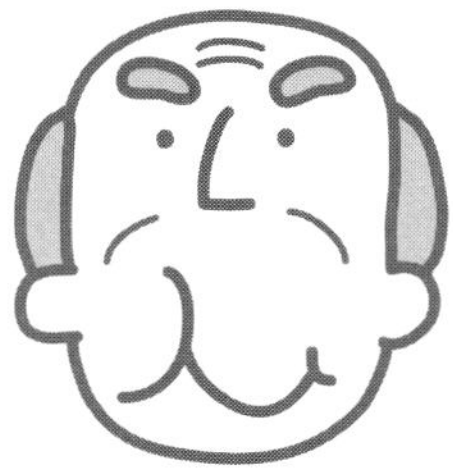

頬をふくらませたり、へこませたりする。片側ずつ、交互に。

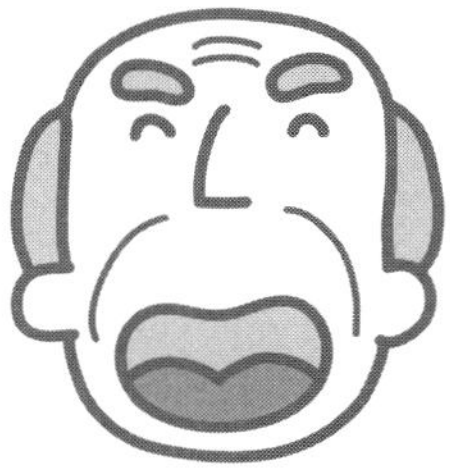

パッと大きく口を開く。

のない、可能な範囲でのリハビリを積極的に進めています。体を動かすことは大切ですが、寝たきりとなり、それも十分にかなわない場合、お口のリハビリこそ、最後の、前向きな、生きるための行為となるのですから。

Part 4

訪問歯科診療に取り組む、「お口のリハビリ」の名医たち

伊藤歯科医院院長
伊藤英一

北海道
函館市

もはや外来と同等の治療ができる。患者さんやご家族のためにさらなるスキルアップを続けます。

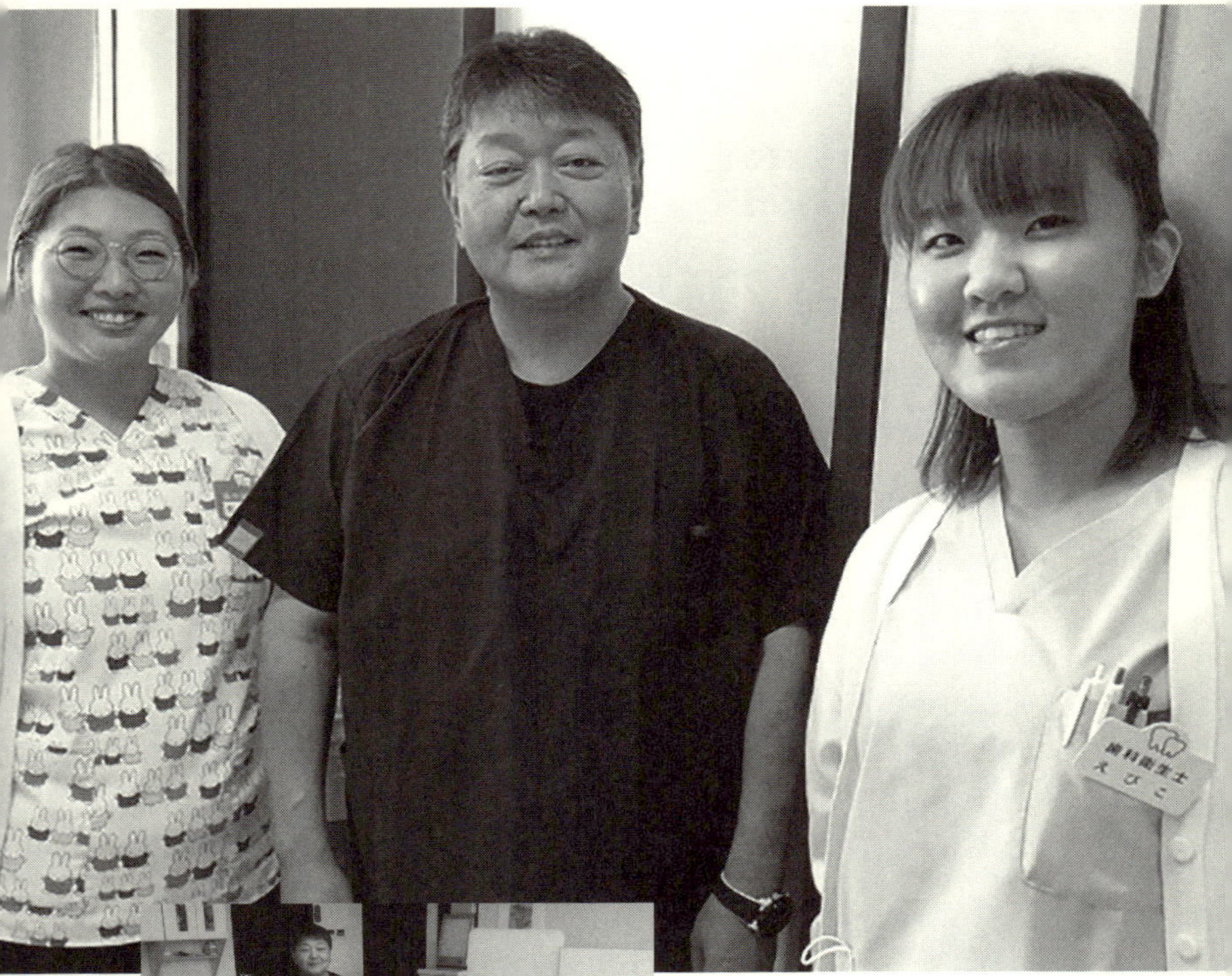

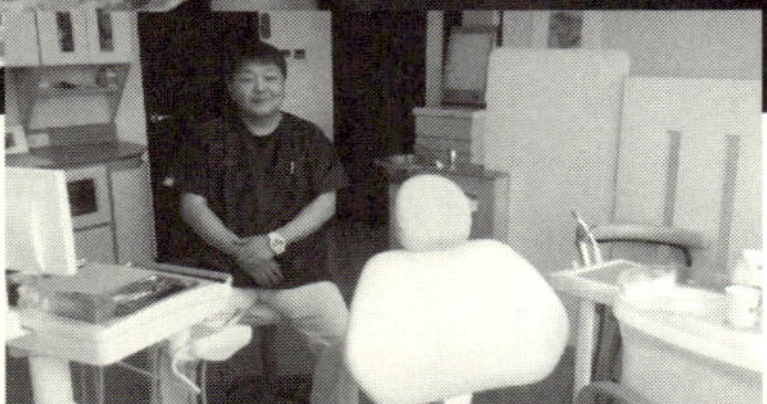

当院では、診療の６割以上を訪問歯科診療が占めるようになっています

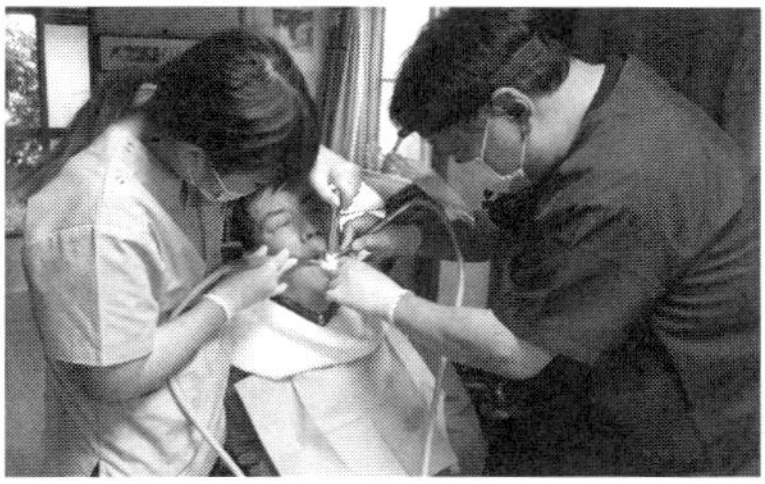

介護士さんの仕事は忙しく、お口のケアまで手が回らない場合が多いようです。訪問歯科診療の重要性を感じます

想像を超える忙しさの介護現場でお口のケアを担う

私が訪問歯科診療を始めたのは6、7年前ですが、いまでは当院の診療の6割以上を占めるようになり、需要が伸びていることを肌で感じています。

また、最近はサービス付き高齢者住宅やグループホームからの依頼が増えました。介護士さんの仕事は想像以上に忙しく、口腔ケアまでは手が回らないことも多いようです。私が月1回訪問するくらいでは、次の訪問時にはまたもとに戻っているということもあるので、歯科衛生士によるケアを別途行う必要があります。

実際に、訪問歯科診療の内容は、スケーラーという器具を使った歯垢の除去や、舌の清掃など、口腔ケアが多く、歯科衛生士の訪問でかなりの部分をカバーでき、患者さんの費用負担も少なくてすみます。

歯科医でないと行えないのは、義歯の調整や作成、むし歯や歯周病の治療などです。これらの需要ももちろんありますが、お口の健康の基本となるのは口腔ケアですので、歯科衛生士の活用を考えることは大切だと思っています。

全身疾患を持つ患者さんの抜歯は慎重に対応

訪問歯科診療を始める前は、「外来と同じ治療はできないのではないか？　大丈夫なのだろうか？」と思っていました。

しかし、必要な器具がコンパクトに収まった専用ポータブルユニットがあれば、外来とほぼ同等の治療が可能です。経験を重ねたこともありますが、実際に、ご自宅でも施設でも問題なく診療ができています。

ただし、抜歯が必要な患者さんには、病院歯科で1泊入院して処置することをすすめています。なぜなら、全身疾患を持っている方は、さまざまなお薬を飲んでおり、その中には血液をサラサラにするお薬や、骨粗鬆症のお薬などもあります。血液をサラサラにするお薬を飲んでいる場合は、血が止まりにくくなるため、抜歯前に休薬が必要ですが、全身

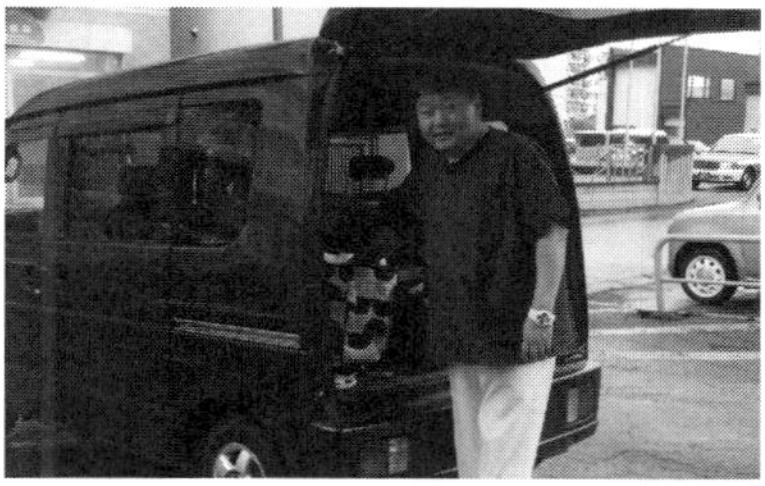

専用のポータブルユニットがあれば、ほぼ外来と同等の治療が可能です。車に積んで出発です

管理のことを考えると、やはり病院歯科で行う方が安心です。また、骨粗鬆症のお薬は、まれに顎骨壊死という深刻な副作用を招くため、慎重に対応しなければなりません。

その場合、在宅医療のかかりつけ医や、病院歯科の医師などと、しっかり連携して前後の治療にあたることが重要になります。

施設には認知症が進んだ方も多く、コミュニケーションが難しいこともありますが、お口の中の汚れを放置すると、誤嚥性肺炎の原因になるので、介護士さんなどと協力してケアや治療を行っています。

義歯関連の治療は減る傾向にあり、今後は残った歯の治療や口腔ケア、口腔リハビリがより重視されるようになっていくでしょう。また、インプラントを入れている方の訪問歯科診療も増えていくと思います。

介護ロボットの導入などで介護現場も激変していく可能性がありますが、患者さんやご家族はもちろんのこと、介護士さんにも喜んでいただける診療をすることは変わりません。さらなるスキルアップを目指していきます。

守口歯科クリニック院長
守口憲三

岩手県
盛岡市

日本の訪問歯科診療は世界のモデルになるシステムとして大いに期待されています。

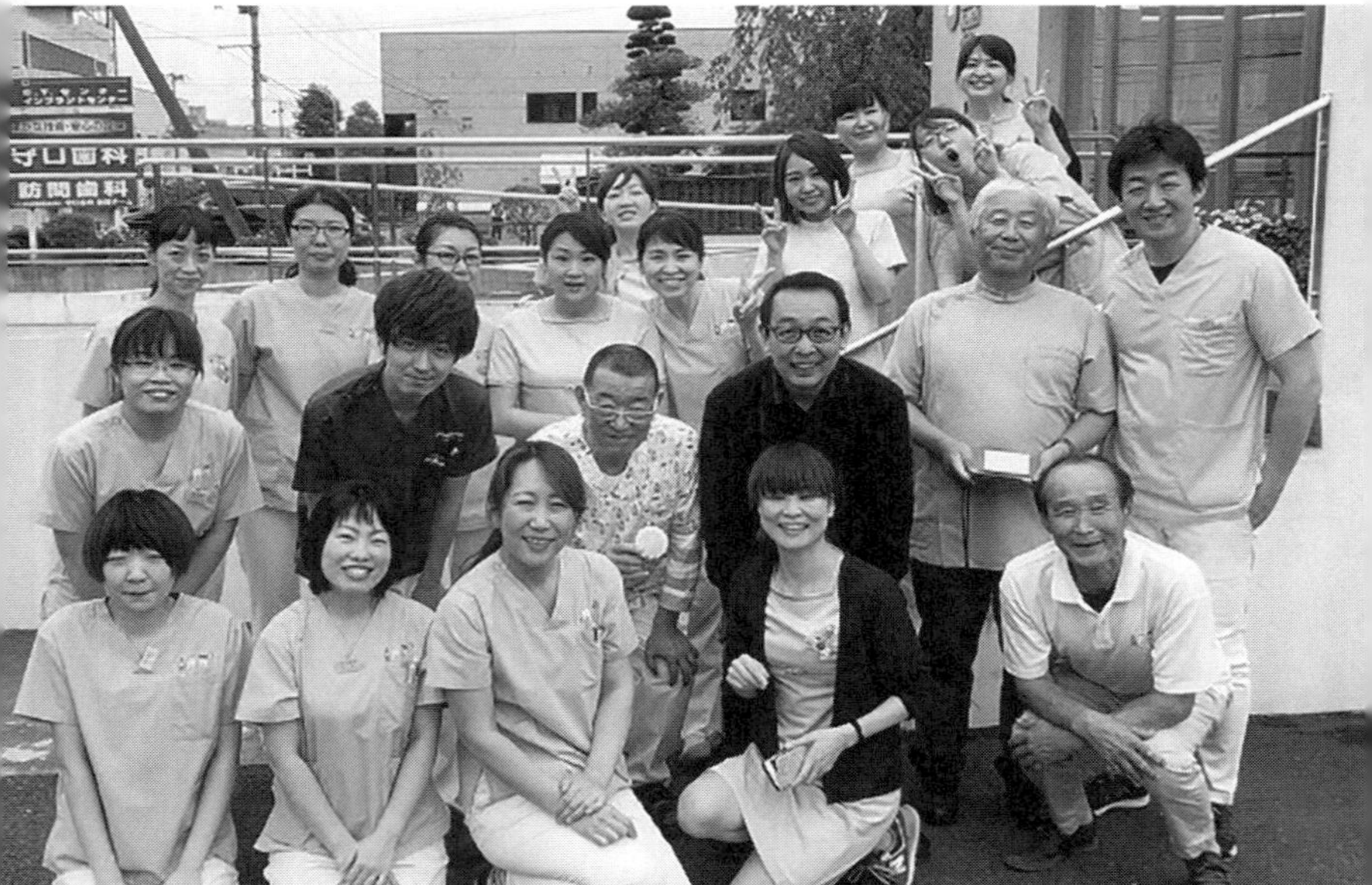

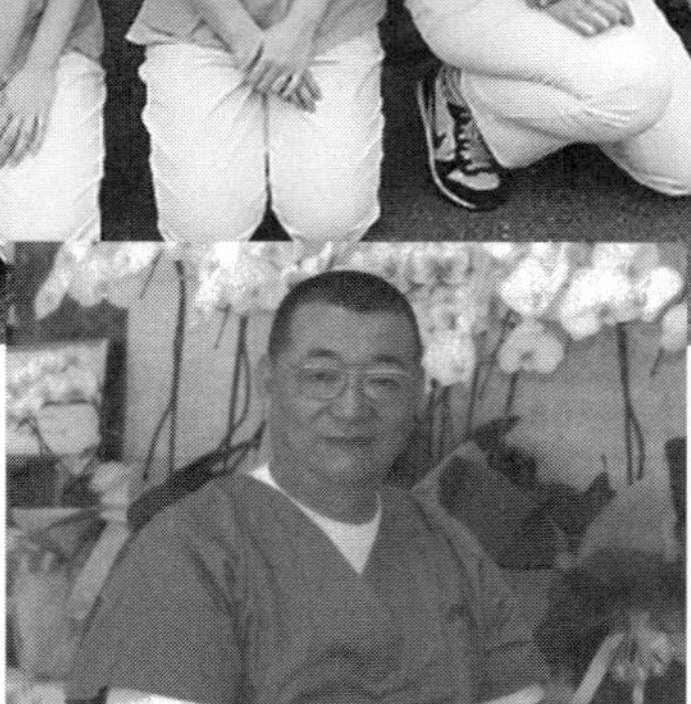

歌手のさだまさしさんが当院を訪問してくださいました。スタッフとの記念写真です

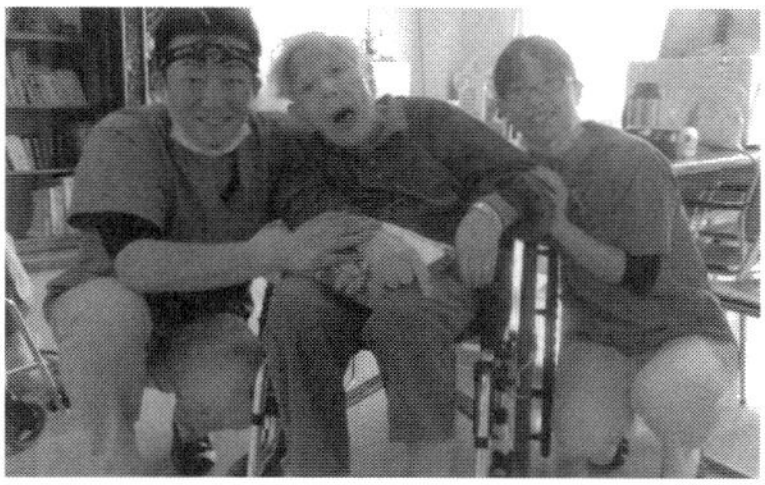

訪問診療の際の、患者さんとの一コマ

外来の患者さん以上に困っています

私が訪問歯科診療を始めたのは１９８０年頃なので、もう40年近く前になります。通院していた患者さんから、「歯が痛くてたまらない、入院中の病院まで診察に来てくれませんか」という依頼があったためですが、その頃は訪問歯科診療専用の機器類は何もなく、できる範囲で何とか治療しました。

訪問歯科診療は、まだ誰も本格的には始めていませんでしたから、すべてが試行錯誤でした。保険点数も、最初は医科の往診点数を準用していました。歯科医師会も厚生省（当時）も〝歯科医の往診〟については理解が浅かったのです。それに比べ、現在は隔世の感があります。

訪問歯科診療を必要としている患者さんは、外来の患者さん以上に困っています。食べられなくなることは、衰弱や死につながるため、むし歯や歯周病の治療、義歯の作成や調整、口腔ケア、口腔リハビリという一連の診療によって食べる機能が回復すると、本当に心から感謝してくれます。「治療に来てくれた！」と、感激してくださる様子を見るたびに、自分の仕事に深い喜びを感じます。

インプラントを入れた高齢患者さんの診療も今後は重要に

訪問歯科診療というものがほとんど行われていなかった頃は、厚生省（当時）などにその必要性を理解してもらうのに、だいぶ苦労しました。18年前、日本訪問歯科協会の設立メンバーに加わり、関係機関に数々の働きかけをしましたが、その頃といまでは隔世の感があります。

日本訪問歯科協会の会員は、現在１２００名を超えています。しかし、訪問歯科診療が必要な患者さんの数は１３００万人ともいわれ、明らかに不足しています。

とくに足りないのは、インプラント治療に精通した訪問歯科診療医です。インプラントはすぐれた治療法ですが、メンテナンスが不十分だとインプラント周囲炎のリスクが高まります。インプラント周囲炎は根本

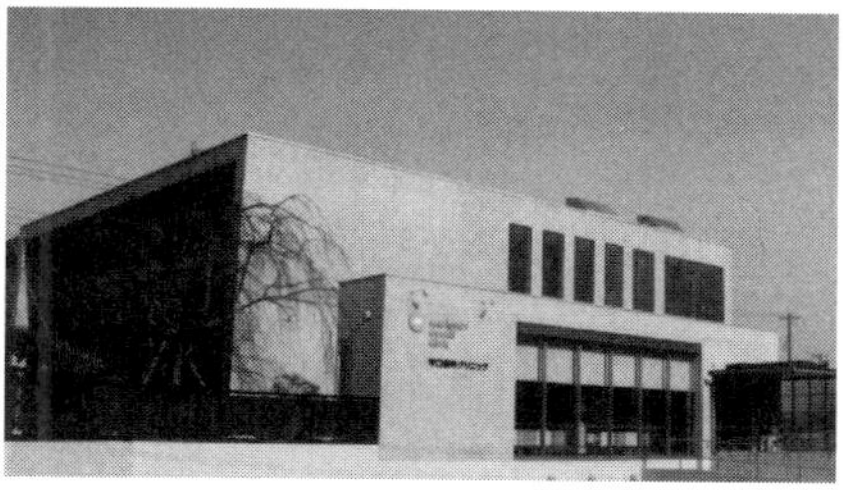

当院外観です。訪問歯科診療を始めて40年近くなります

的な治療が確立しておらず、回復や清掃が非常に困難であるため、訪問歯科診療の現場ではしばしば問題になります。インプラントにしっかり対応できる訪問歯科診療医を増やすとともに、インプラント治療においては長期的な視点で行うことが求められます。

高齢化は先進国に共通の問題ですが、高齢化の先頭を走る日本には、世界のモデルになる訪問歯科診療システムの構築が期待されています。

私はしばしばアメリカや中国、フランス、台湾などに招かれ、訪問歯科診療に関する講演などを行っていますが、ADA（アメリカ歯科医師会）の140代会長であるユージン・セキグチ氏は、訪問歯科診療は日本が一番進んでいると発言しており、うれしい気持ちになると同時に、現場をさらに充実させていかなければならないと身が引き締まります。

「美味しく食べられるお口」を維持することは、患者さんの生きがいにつながり、それが訪問歯科診療を行う私たちにやりがいをもたらしてくれます。歯科医は外来診療だけにとどまるのではなく、積極的に地域に出て、困っている患者さんのもとに向かうべきです。

鹿島デンタルオフィス院長
山田喜広

宮城県
仙台市

劇的な変化より地道な継続。無理をさせない口腔リハビリがよい結果を生むのです。

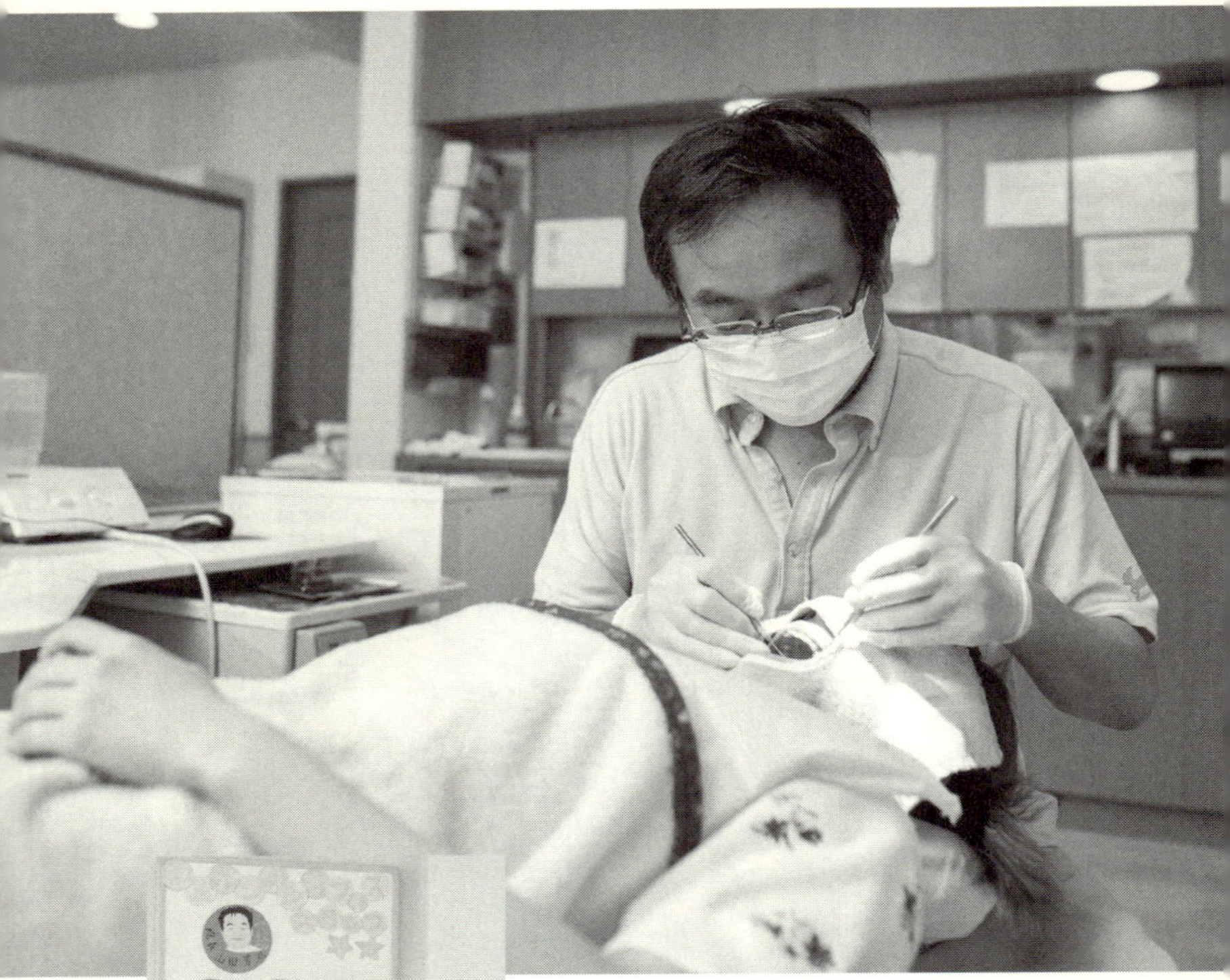

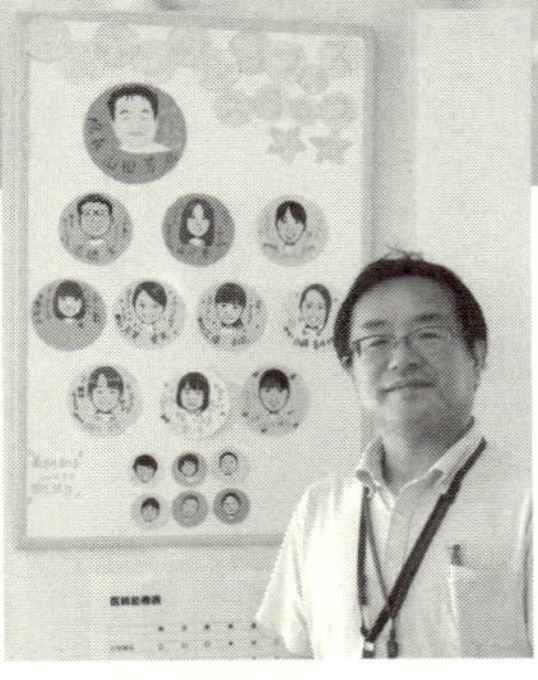

お口が健康になれば、体も元気になっていきます。それをサポートするのが私たちの仕事です

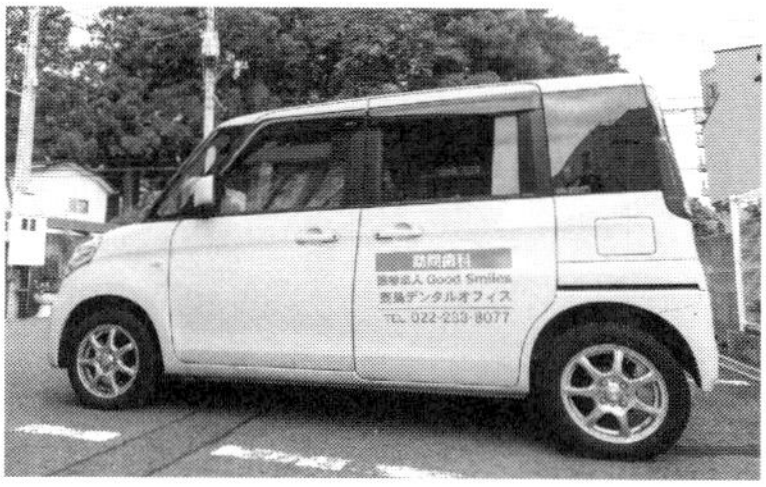

在宅療養でお口の問題を抱えている方はとても多いと思います

口腔周囲筋の活動を促進させるオーラルマニピュレーション

当院は1998年、〝人にやさしい〟をコンセプトに開院しました。長く通院していた患者さんの希望で、訪問歯科診療を始めることになりましたが、在宅療養でお口の問題を抱えている方は思った以上に多く、本当に困っている方に必要としていただけることに、いま大きなやりがいを感じています。

高齢の方は、歯周病にかかっていることが多いため、歯周病メンテナンスにはとくに力を入れています。歯周病メンテナンスとは、いったん治まった歯周病を決して再発させることなく、健康な状態を保っていくための定期的な治療のことです。いつまでもお口から食事を取ることができる、これが生きる喜びにもつながるものだと思います。

その歯周病ですが、毎日のブラッシングだけでは再発を防ぐのは難しく、歯と歯ぐきの間のわずかな溝に細菌がとどまって、歯垢が溜まってしまうのが怖いのです。定期的に専門的なクリーニングを行うことで、それを防ぐことができるし、さらには口臭の予防にもなります。

歯周病メンテナンスの際には、唾液腺マッサージを兼ねて、口腔周囲筋の活動を促進させるオーラルマニピュレーションを行っています。

オーラルマニピュレーションとは、唇の内側から、深層筋をほぐしていくマッサージです。筋肉には、浅いところにある浅層筋と、その下の深いところにある深層筋があり、深層筋をほぐすことによって、お口がより大きく開くようになったり、舌がよく動くようになるなどして、噛む力の回復につながっていきます。

地道なケアなので、劇的に変化するというものではありませんが、「口を開けるのが楽になった」「あごが楽になった」といって、喜んでくださる患者さんは多く、手応えを感じています。

唾液を増やす唾液腺マッサージや、誤嚥予防につながる〝あいうべ体操〟も、積極的に取り入れています。

口腔リハビリで大切なことは、無理をしない・させないことです。急いで結果を出そうとすると、患者さんに負担がかかってしまうので、じ

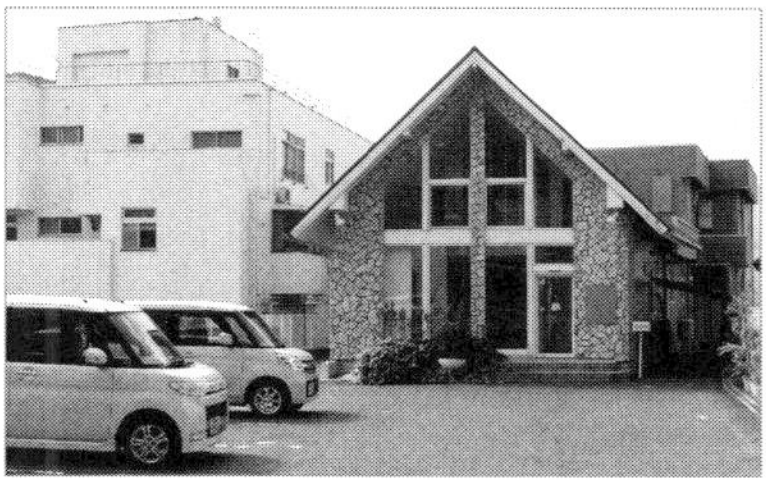

当院は1998年、“人にやさしい”をコンセプトに開院しました

っくりと根気よく、エビデンスの確かな口腔リハビリを行うようにしています。そうすることで、最終的によい結果が得られるのです。

口腔リハビリの効果を上げるためには、口腔内を清潔に保つ

訪問歯科診療の需要は、今後ますます増えると思いますが、国の医療財政は厳しくなっていますから、もしかすると今後はできることが限られてくるかもしれません。

それでも、訪問歯科医として最善の治療、ケア、リハビリを提供し、患者さんの食べる力、話す力、笑う力の回復と維持に努めていきたいと思っています。

お口の健康の回復と維持には、口腔内を清潔に保つことが一番大切です。それができてはじめて、治療や口腔リハビリの効果も上がります。お口が健康になれば、体も元気になっていきます。

それをサポートするのが私たちの仕事です。

渡部圭一歯科院長
渡部圭一

福島県
会津若松市

食べる、話す、笑う――。そのすべてに関わる大切なお口と真摯に向き合っています。

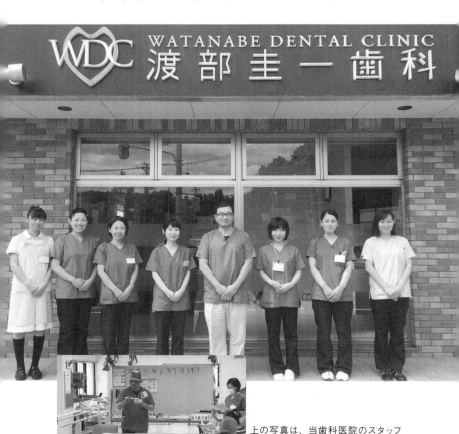

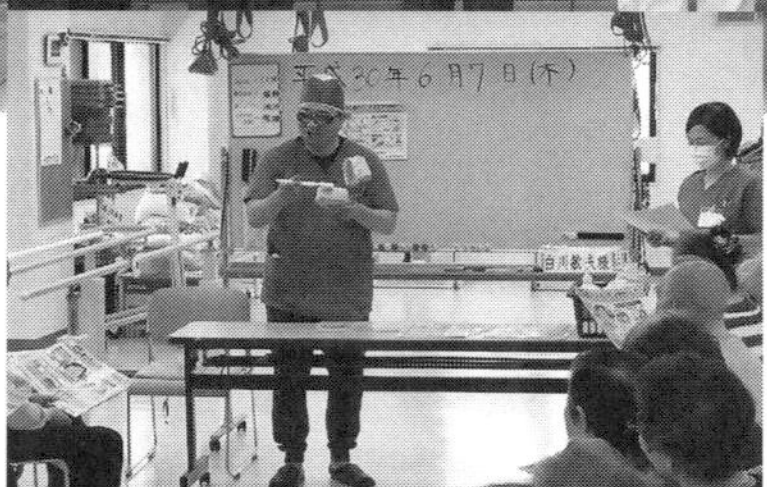

上の写真は、当歯科医院のスタッフの皆さんと。左は、お口のケアについての講演風景

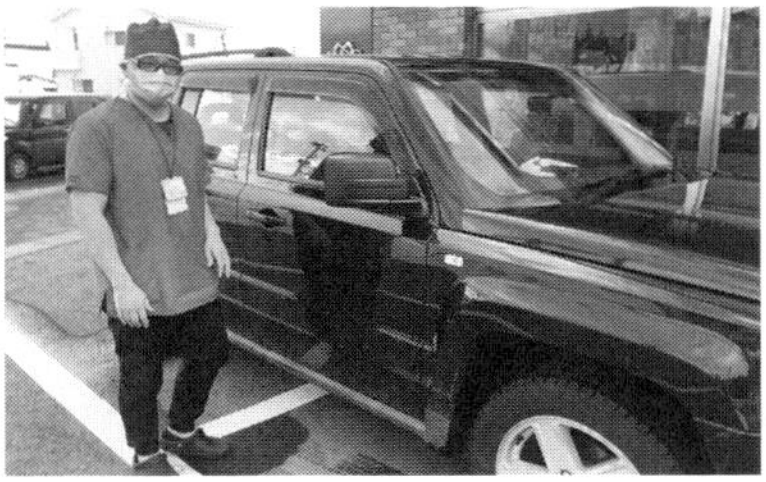
皆さん、訪問するたびに笑顔が豊かになっていきます。うれしいですね

患者さんからの感謝の言葉と笑顔がごほうび

訪問歯科診療を始めるきっかけは、２０１１年に発生した東日本大震災でした。私が開業している会津若松市は、福島第一原子力発電所の事故が起こった大熊町の方々の受け入れ先でしたので、多くの被災者が引っ越してこられました。中にはグループホームで暮らす方もおり、そうした方々の抜歯や義歯の修理を歯科医師会からの要請で行ったことが、訪問歯科診療を始めたきっかけです。その後、別の施設や仮設住宅に住んでいる被災者の方々からも訪問の依頼があるようになり、本格的に取り組むようになったのです。

被災者の中には、自宅に義歯を置いたままで手元にない方もいました。口腔ケアを行って新たに義歯を作ると、「やっと美味しく食べられるようになったよ、ありがとう」といって感謝され、訪問するたびに笑顔が豊かになっていきます。それが、訪問歯科診療をする歯科医にとって最大のごほうびであり、やりがいです。

ある年配の患者さんからは、「まさか先生が家に来て治療をしてくれるなんて、考えたこともなかった。本当にありがとうございます」と、深い感謝の言葉をいただき、心が熱くなりました。

訪問歯科診療は、患者さんからより深く感謝されることが多いと実感する毎日です。

自身の顔面麻痺後のリハビリの経験を診療に生かす

口腔リハビリは、麻痺の程度により一人ひとり変わりますが、麻痺が進んだ患者さんの場合はまず口腔環境を整え、それから口腔ケア、口腔リハビリと進めて、〝食べられるお口〟をつくっていきます。

実は、数年前に私自身が麻痺を経験しました。左顔面麻痺が突然起こり、脳梗塞を疑ったものの診断は顔面神経麻痺（ベル麻痺）でした。それからのリハビリは思った以上に大変でしたが、この経験から歯科医として多くのものを学びました。麻痺のある患者さんの気持ちを、身をも

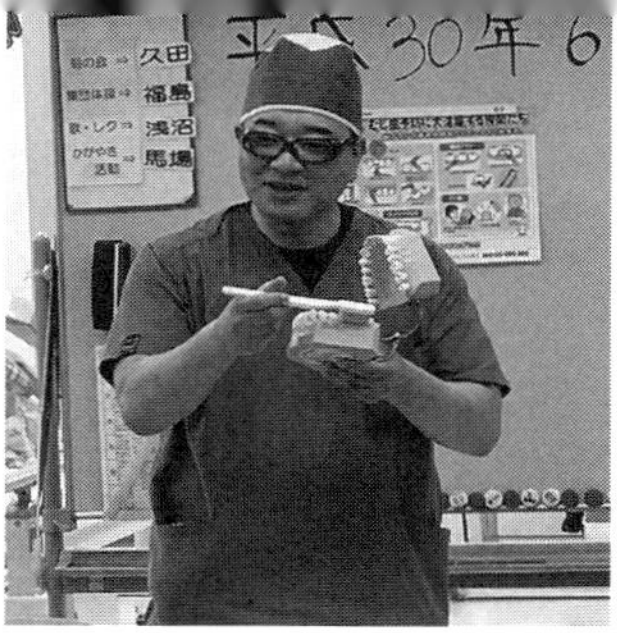

お口の健康を守ることへの意識は、今後ますます高まっていくでしょう

って理解できたのです。

当初は味覚が半分なく、食べるのにも２～３倍の時間がかかりましたが、口腔リハビリのおかげでいまは９割改善しています。

自分自身の経験を生かして、患者さんに口腔リハビリの指導をできることは私の強みになっています。

故郷である会津若松市に戻ったのは２００７年です。脳梗塞を発症した母のそばにいるためでしたが、開業して間もなく母は他界したため、残念ながら十分な口腔リハビリをしてあげることができませんでした。いまは、母をケアする気持ちで、訪問歯科診療先の高齢の方々の治療にあたっています。

今後、高齢者人口はますます増え、それに伴って介護が必要な方も多くなっていきます。健康寿命の重要性は一層クローズアップされ、お口の健康を守ることへの意識は高まっていくでしょう。食べる、話す、笑う、そのすべてに関わるお口と、これからも真摯に向き合っていきたいと思います。

みろ歯科
歯科医師
弥勒寺美鈴

栃木県
宇都宮市

患者さんのQOLが向上したときに歯科医としての喜びが。丁寧な診療と笑顔がモットーです。

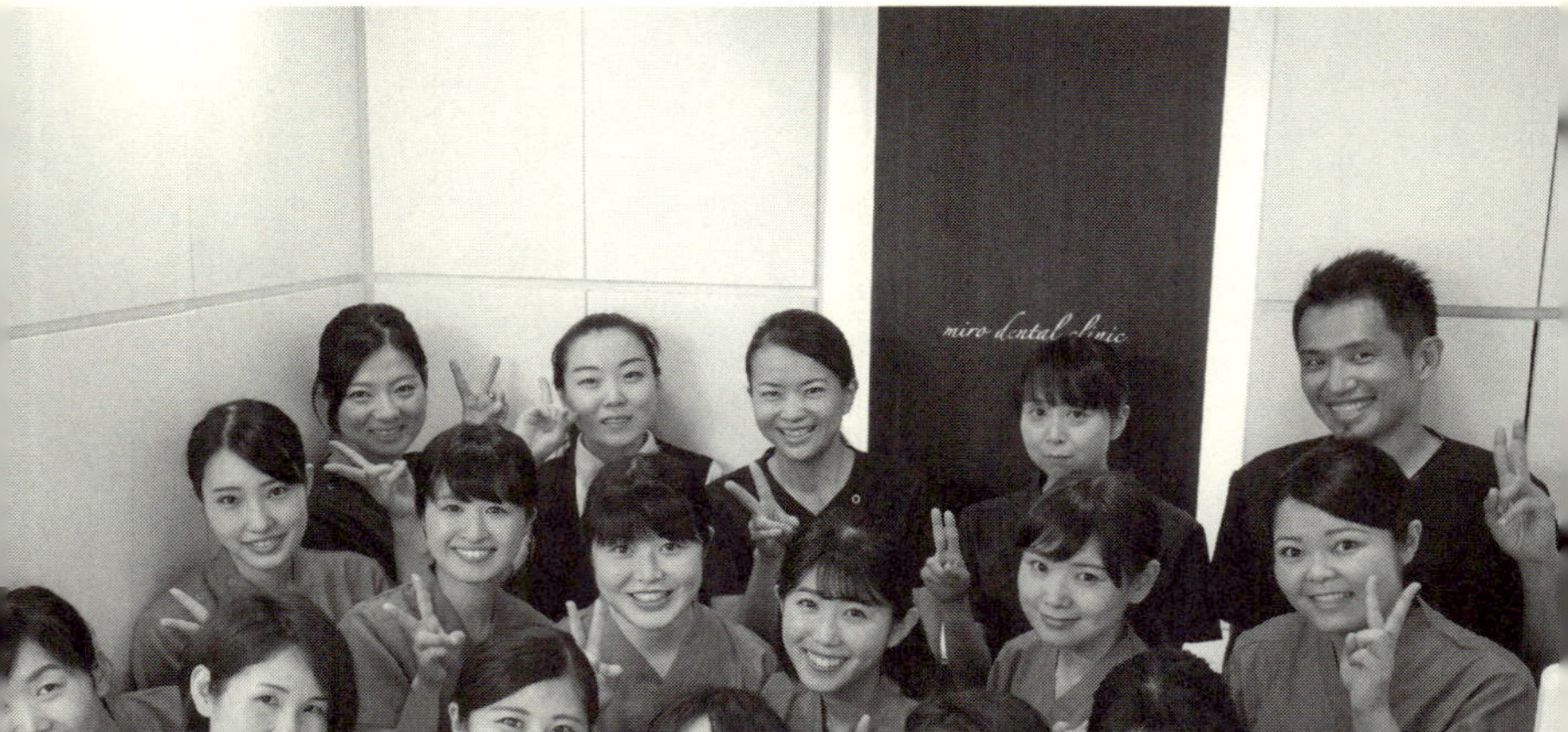

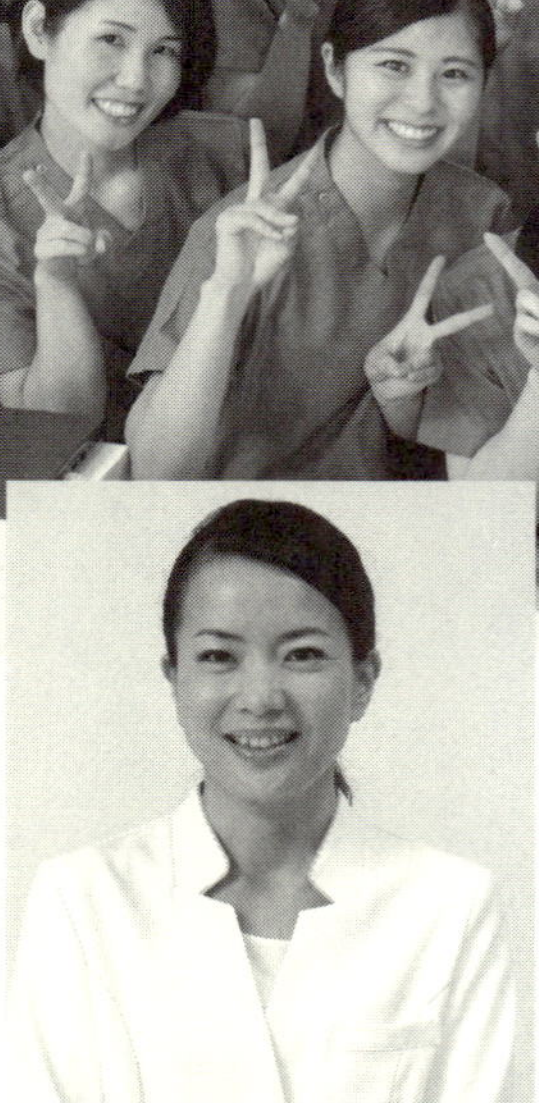

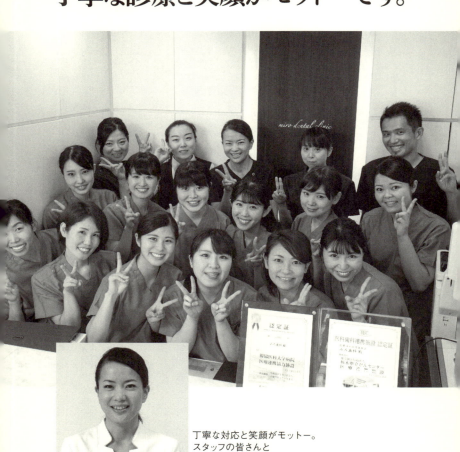

丁寧な対応と笑顔がモットー。
スタッフの皆さんと
（右上は弥勒寺寛之院長）

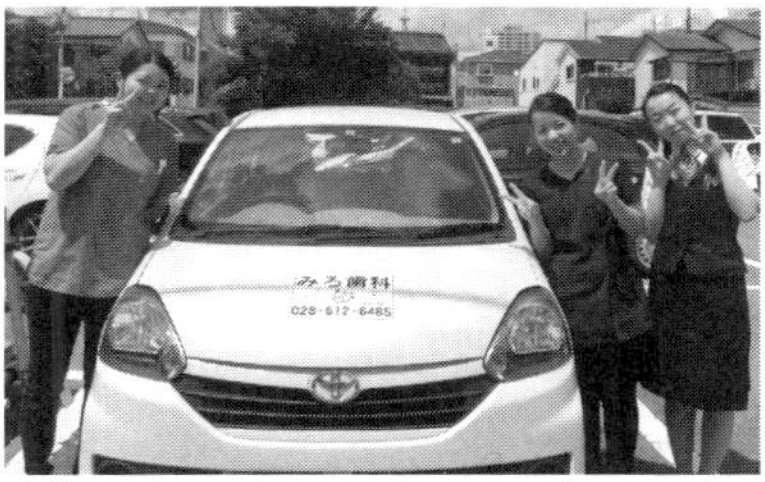

当院の訪問歯科診療チームは、介護施設などでお口の健康相談会なども行ったりしています

簡単で効果のある「あいうべ体操」を積極的に指導

日本は２０１０年に超高齢社会へと突入し、今後も人口に占める高齢者の割合は増加していきます。現状でも、通院できない方が増え続けています。訪問歯科診療は社会に必須の医療サービスとして、存在感を増していくはずです。

当院のある宇都宮市にも、訪問歯科診療を必要としている方がたくさんいらっしゃいます。この度、訪問歯科診療をスタートさせたのも、地域の要請にきちんと応えていかなくてはならないと思ったからです。

お口は、食べる、話す、笑う（表情）など、日常生活を豊かに過ごすために不可欠な機能をもっています。そのため、これらの機能を失うと、生活の質（ＱＯＬ）は著しく低下します。

口腔リハビリで心がけていることは、患者さんご本人にとっても、ご家族、介護士やヘルパーなど介護者にとっても、無理のない範囲で行うことです。口腔リハビリの中でも、「あいうべ体操」は簡単でだれにでもできるので、当院でも積極的に指導しています。

外来の診療でも、患者さんのＱＯＬが向上したときに歯科医として大きなやりがいを感じますが、訪問歯科診療でも、それが一番のモチベーションになります。

施設を訪問してお口の健康相談会を実施

患者さんからのご依頼を受けるだけではなく、口腔ケアや口腔リハビリの重要性、訪問歯科診療でも外来診療に引けを取らないレベルの診療をご提供できることを、地域の方々にお伝えしていくことも歯科医の役割だと思っています。

そこで、当院の訪問歯科チームが介護施設にうかがって、訪問歯科診療について説明したり、相談に乗ったりする、お口の健康相談会を実施しています。これまで7施設で行い、ご好評をいただきました。

当院の訪問歯科診療はまだ始まったばかりですが、外来診療と同様、

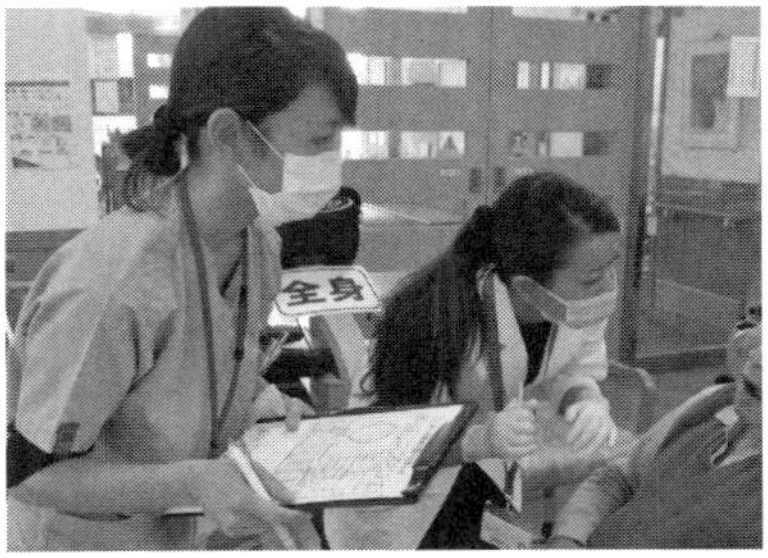

ご高齢の方でも食べる力が回復する可能性は十分あります。ぜひ、早めにご相談ください

可能な限り患者さんやご家族の要望にお応えし、満足していただける歯科治療を行うために力を尽くします。

また、当院ではインプラント治療の経験を積んできましたので、インプラントを入れた患者さんの訪問歯科診療も可能です。インプラントは継続的なメンテナンス、それも専門職によるプロフェッショナルケアを定期的に行うことが必要ですが、通院ができなくなるとそれが途絶えてしまい、歯周炎などのトラブルを起こすことがあります。それを防ぐために、ぜひ早めにご相談いただきたいと思います。

口腔ケア、治療、リハビリを行うことによって、ご高齢の方でも食べる力が回復する可能性は十分にあり、その結果、食事介助の負担や誤嚥性肺炎の発症リスクが減れば、介護の現場の負担も少なくなるでしょう。介護する側の人手が不足するなか、訪問歯科診療が提供できることは多いと思います。診療に対するご質問、ご相談したいことは、どんなことでもお気軽に声をかけてください。丁寧な対応と笑顔をモットーに、頑張ってまいります。

冨所歯科医院院長
冨所武宣
群馬県
高崎市

患者さんの健康状態に合わせたきめ細かな治療やアフターケアで歯の健康をずうっとサポート。

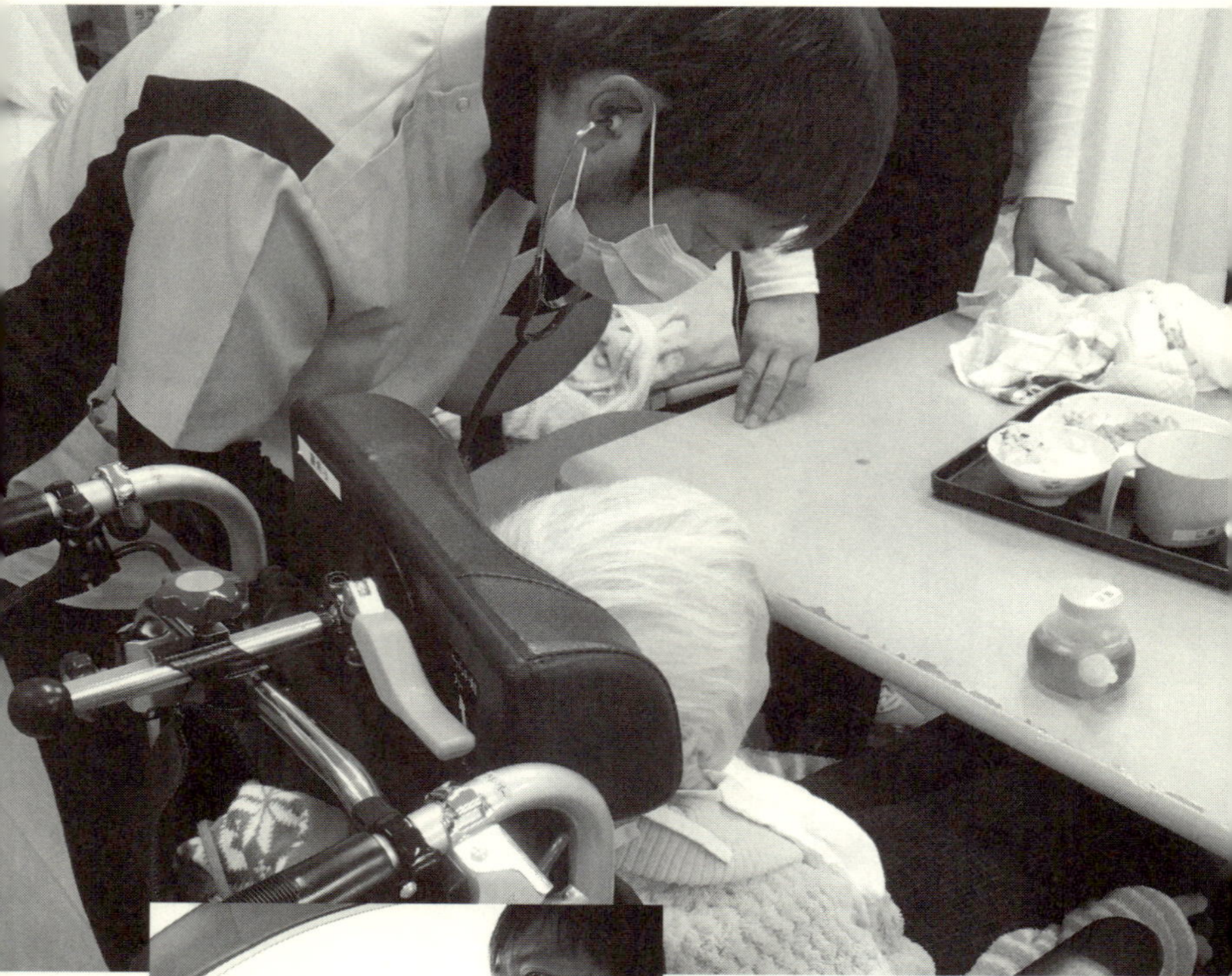

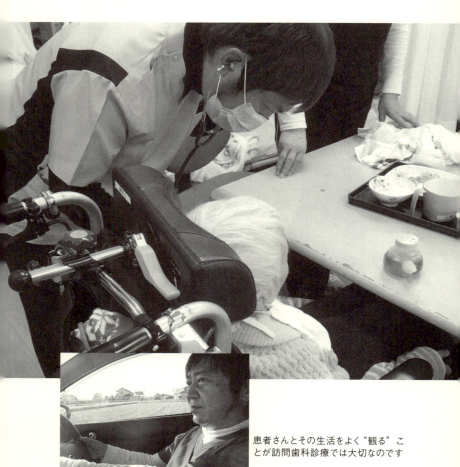

患者さんとその生活をよく“観る”ことが訪問歯科診療では大切なのです

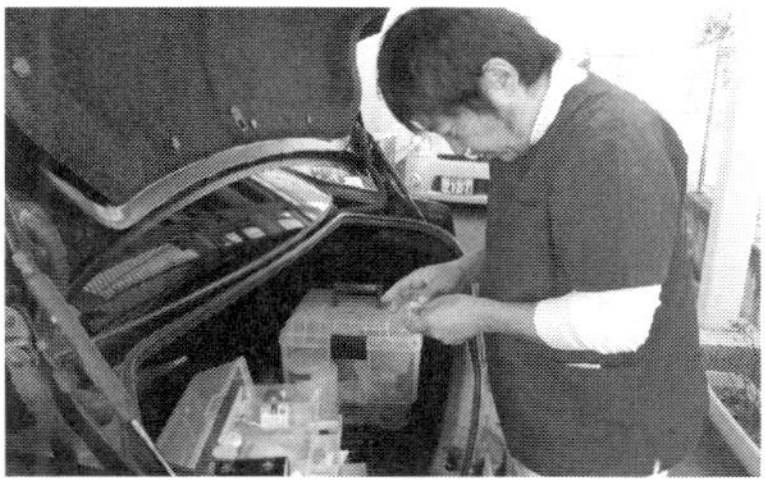
訪問診療用のポータブルユニットをはじめ、万全の機材を持ってうかがいます

継続可能であることを第一に考えた口腔リハビリを実施

たくさんおしゃべりをしよう、たくさん笑おう、たくさん歌おう、好きなものを食べよう——この4つが、当院の口腔リハビリのモットーです。患者さんとご家族にも、日頃からそのように伝えています。

つらくて続かないリハビリでは意味がありません。教科書的なマニュアルにただ従うのではなく、患者さんの性格や生活習慣をよく観て、その方に合う口腔リハビリを考えることが、機能回復につながります。

私は5年ほど前まで歯科衛生士の学校で高齢者歯科の授業を受け持ち、訪問歯科指導と摂食機能訓練を教えていましたが、生徒たちには、患者さんとその生活をよく〝観る〟ようにいいました。〝観る〟ことは〝診る〟や〝看る〟につながります。つまり、患者さんの総合的な情報を収集することにより、「生きた診と看」が可能になるのです。

患者さんやご家族の希望、要望が実現可能かどうかを、専門家として冷静に見極めることも重要です。その方の状態によっては、治療、口腔ケア、口腔リハビリをしっかり行っても、希望通りの回復は難しいことがあります。甘い判断で期待をもたせてしまうことの方がずっと残酷なので、中途障害と老衰の区別をつけ、ときにはシビアな事実をお伝えしながらも、可能なことを伝えて希望につなげることが私の仕事だと思っています。

何よりも患者さんの喜ぶ顔がやりがいであり、それを見るためにスタッフ一同努力しています。

ケアマネジャーの資格を取得した医師、歯科衛生士が訪問

訪問歯科診療が普及しつつあるとはいえ、ようやく介護専門職に認知されてきたなというのが実情です。「口腔ケアはいつまで続ければよいのですか」「治療は終わっているのに、なぜ歯科衛生士さんがまだ来るのですか」「歯科衛生士さんが来ても意味がないのでは」というような質問もいまだにあり、悲しい気持ちになることもあります。そうした状

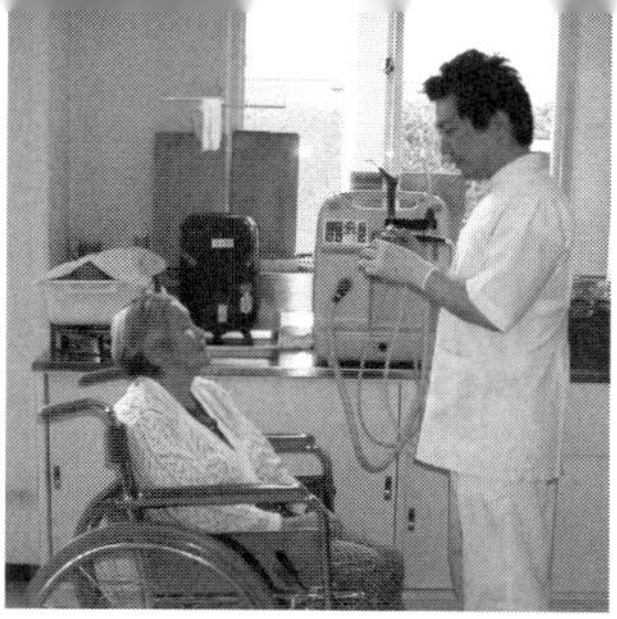

訪問歯科診療を通して、患者さんの歯の健康を生涯にわたってサポートしていくつもりです

況の解決には、相互理解と歩み寄りが大切です。当院では、訪問担当の歯科医、歯科衛生士は介護支援専門員（ケアマネジャー）の資格を取得し、介護の知識を十分に身につけたうえで診療にあたっています。

10年前からは、「高崎地域緩和ケアネットワーク」に参加しています。がんの方に限らず人生の最終段階にある方が、住み慣れた地域の望む場所で、望む形で最後のときを過ごし、穏やかな看取りができるようにサポートすることが、この活動の目標です。そのために、地域の医療、介護、行政などあらゆる職種の人々が参集し、勉強会や親睦会を開催して、相互理解と協力関係の強化に努めています。

前述したように、あまりにも機能が低下してしまうと、回復の程度も限られてしまいます。本当に〝ヤバく〟なってからあわてても遅いのです。「年だから」といって入れ歯の不具合や歯周病を放置せず、定期的に検診し、早期に治療やケアを始めましょう。

私たちは、患者さんの健康状態に合わせたきめ細かな治療やアフターケアを行うことで、歯の健康を生涯にわたってサポートします。

坂口歯科医院院長
坂口 豊

千葉県
千葉市

多職種連携の一員として エビデンスと患者さんの物語に 寄り添える訪問歯科診療を。

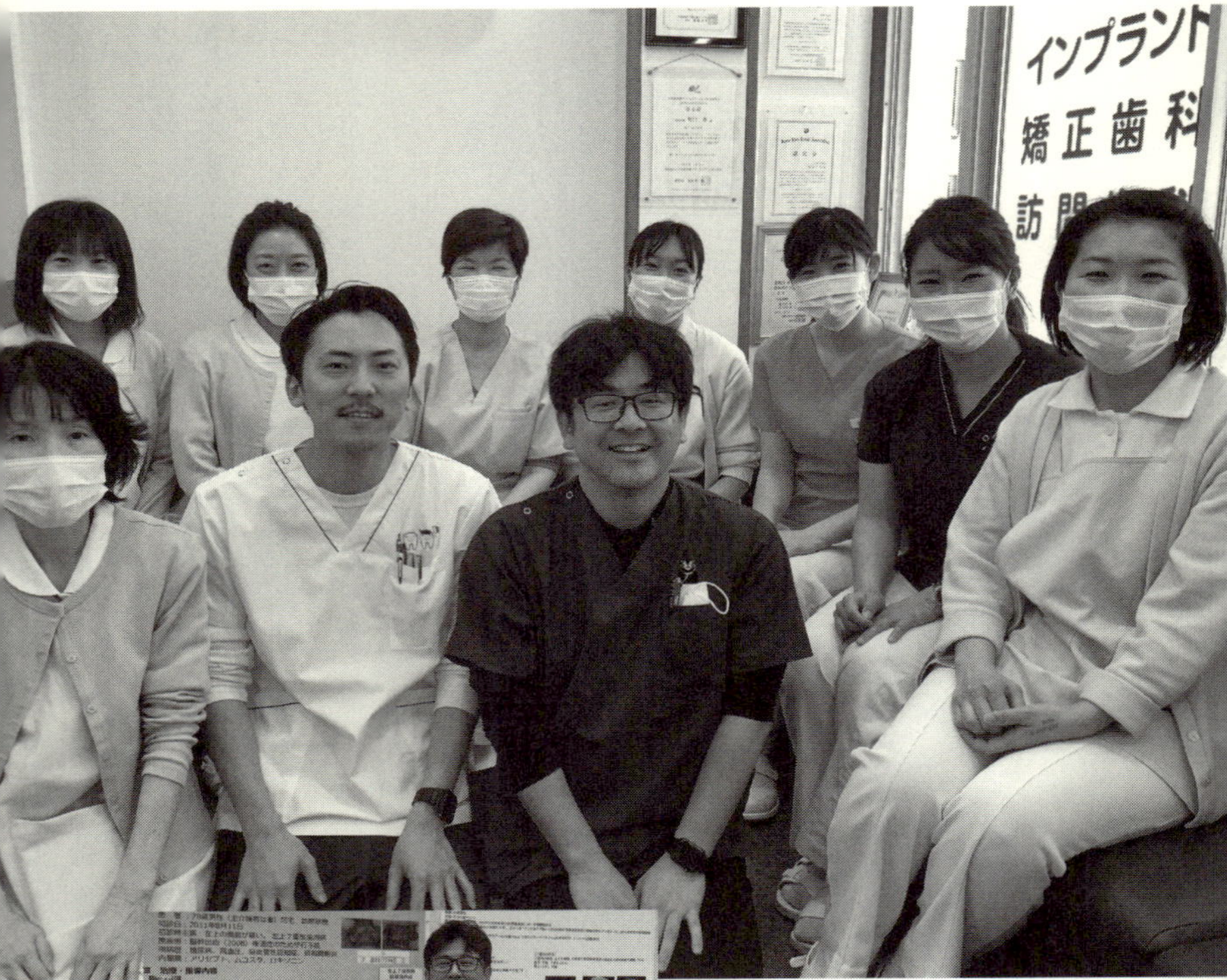

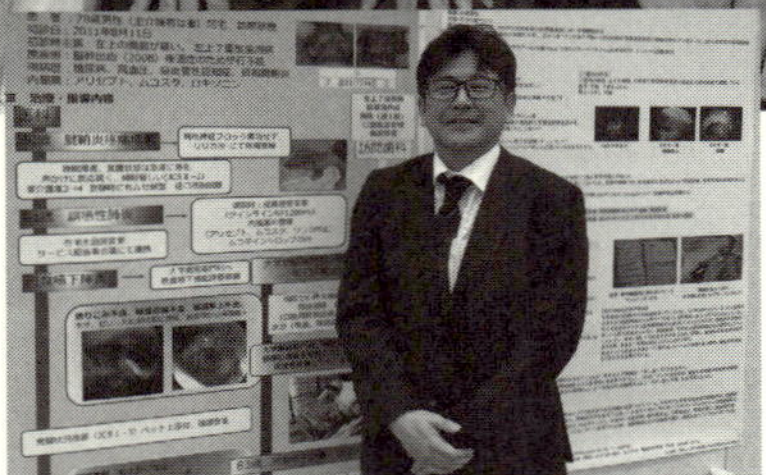

診療に対する信頼とともに、話しやすい、相談しやすい雰囲気を大切にしています

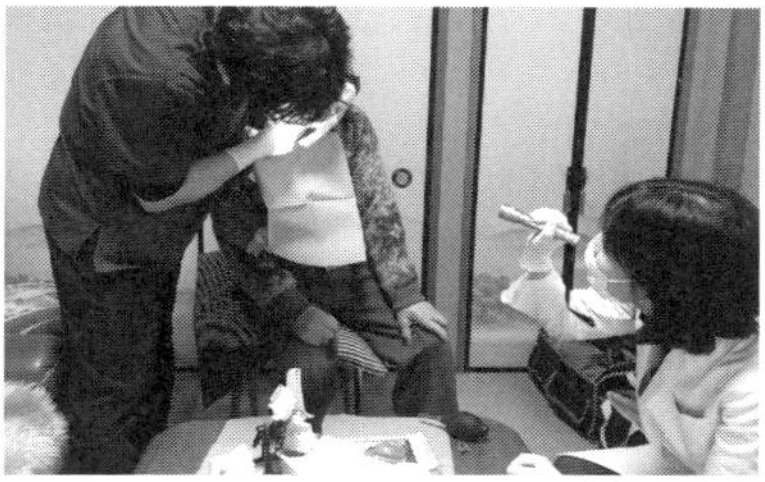

〈口腔ケア、口腔リハビリ、歯科治療〉のどれか１つでも欠けると効果は限定的になってしまいます

ケアマネジャーの資格を取得して在宅支援に注力

〈口腔ケア、口腔リハビリ、歯科治療〉はすべて掛け算です。それぞれをしっかり行うことで最大限の効果が得られる一方、どれか1つでも欠けると効果は限定的になってしまいます。

また、単にこれらを提供するだけでなく、それを行う前の準備、患者さんのまわりにある障害や困難を他の職種の方々の協力も得て軽減させ、環境を整えることも私たちの大切な仕事だと考えています。そのため、訪問前の情報収集や、それに基づく準備がとても重要です。

当院は２０００年に訪問診療を開始しましたが、患者さんの生活という視点を持つことの重要性に気づき、私自身が２０１５年に介護支援専門員（ケアマネジャー）の資格を取得しました。ケアマネジャーの資格を持つ歯科医はまだめずらしい存在ですが、ケアマネジャーの研修会に参加すると、同じケアマネジャーということもあり、皆さんから率直な意見を聞くことができます。なかには苦情もありますが、それは多職種連携をスムーズに進めるための課題でもあり、日々の訪問歯科診療に生かすことができるため、とてもありがたく感じています。

訪問歯科診療は地域の基本的な支援基盤

歯科医は、外来診療のみでは、口腔機能が身体全体の健康や生活の質（QOL）、さらには命にも関わるということをあまり実感できないものです。私も訪問歯科診療を実践する中で、〈口腔ケア、口腔リハビリ、歯科治療〉が、歯や口の中にとどまらず全身の健康、そして命そのものに直結するものだと実感しました。

有効かつ効率的な歯科医療を提供するためには、エビデンスの構築が欠かせません。今後は、「エビデンス・オブ・ケア（効果が明確なケア）」とともに、「ナラティブ・オブ・ケア（その人の人生の物語に応じたケア）」が求められるようになり、科学的でありながらより個別的であたたかみのある医療へと移行していくことになります。そのためには専門職がそ

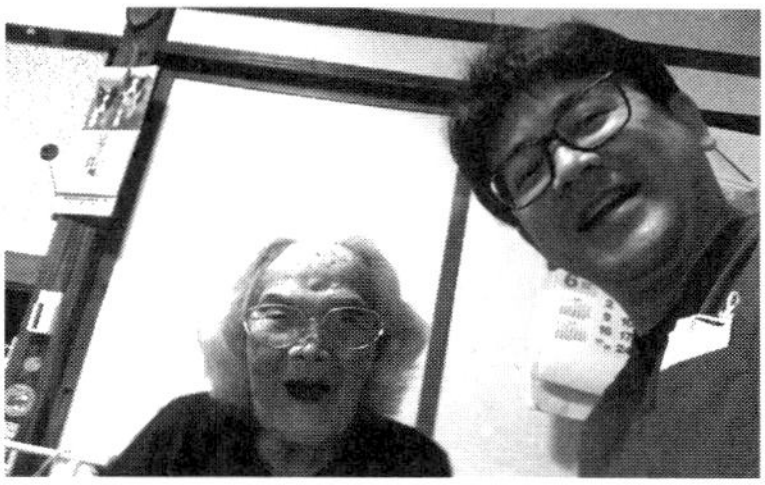

ケアマネジャーの資格を持つ歯科医も、まだ珍しい存在ですね

れぞれの専門性を発揮し、見つけ出した課題を論理的な考察で解決していくプロセス訓練が必要になります。

私は、地域の多職種連携会議や、歯科医師会の地域連携会議にも積極的に参加していますが、連携には「顔の見える関係」が大切だとつくづく感じます。

当院は親子2代で診療を行い、1971年の開院からまもなく50周年を迎えます。患者さんも高齢の方が多く、お口は、栄養、呼吸、コミュニケーション機能……そのすべての入り口であることを痛感する毎日です。

そんなお口を在宅医療で支える訪問歯科診療は、在宅医療、看護、リハビリ、介護などとともに地域の基本的な支援基盤として常識になりつつあります。私たちの支援で患者さんのQOLが上がったときや、困難な事柄が軽減されていくとき、訪問歯科診療のやりがいを強く感じます。

訪問してほしいと思われる歯科医であるために、診療に対する信頼とともに、話しやすい、相談しやすい雰囲気を大切にしています。

歯科医院なかや院長

遠山清美

長野県

飯田市

美味しく食べる幸せを取り戻し
涙を流す患者さんとご家族に感動。
お口が変わると人生が変わる!

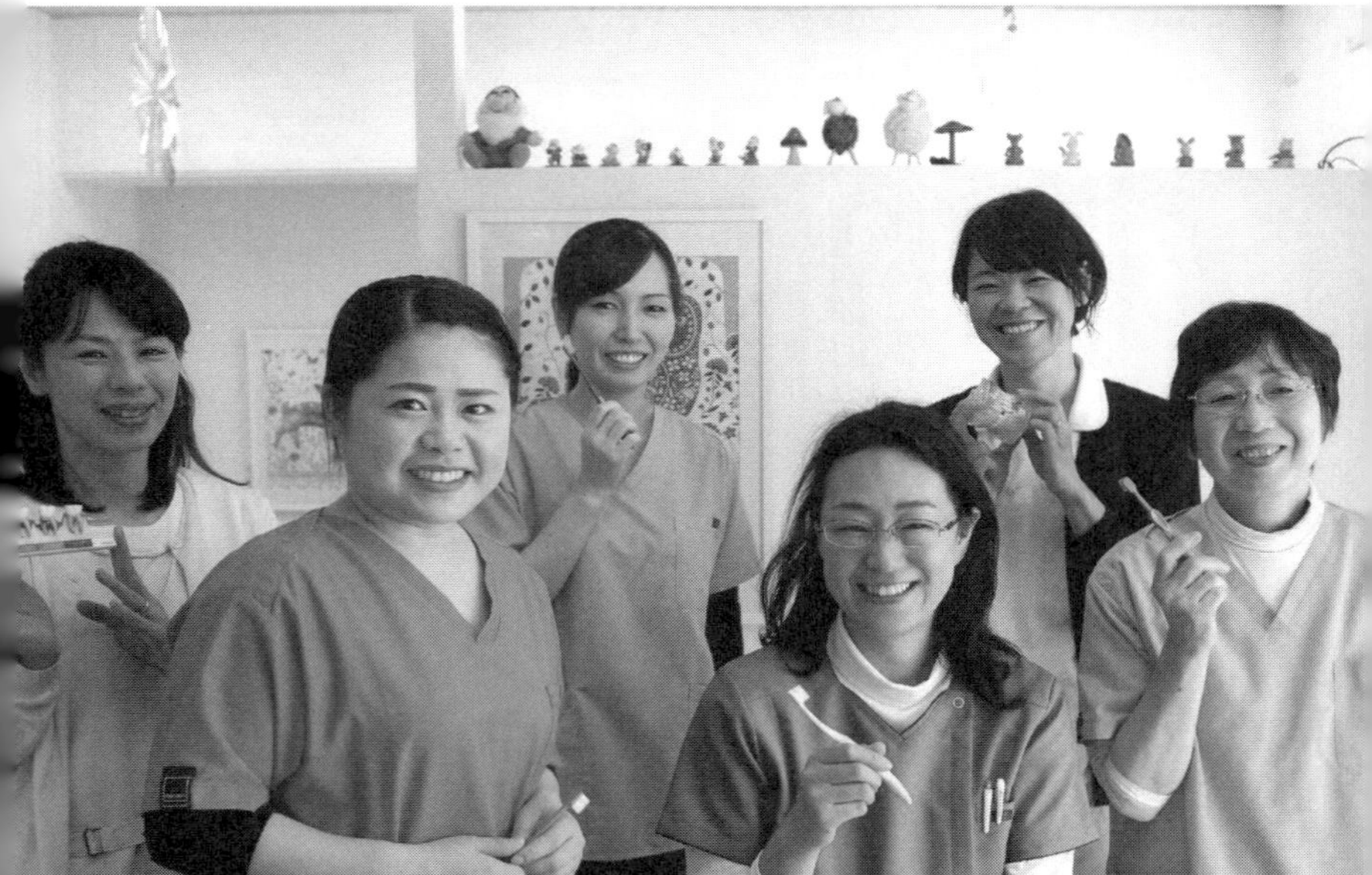

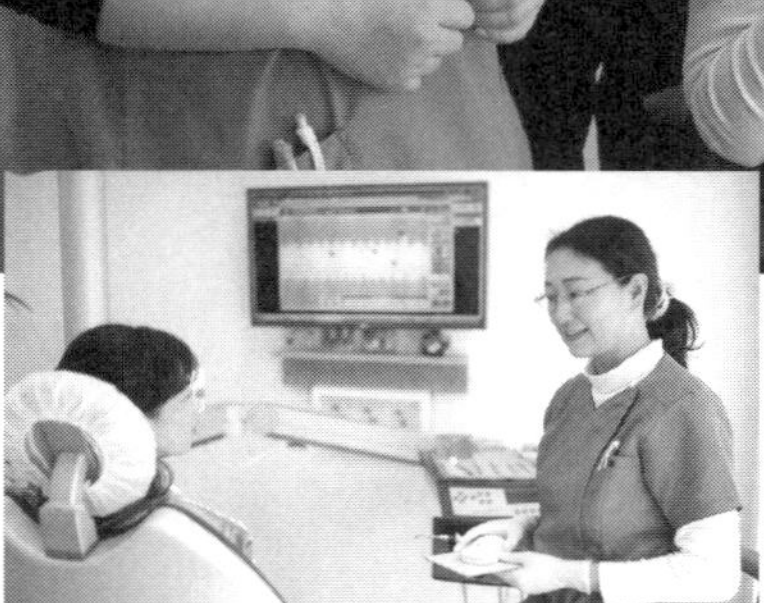

これまでの歯科医としての経験から、お口が健康ならば、人生も明るく豊かになると感じています

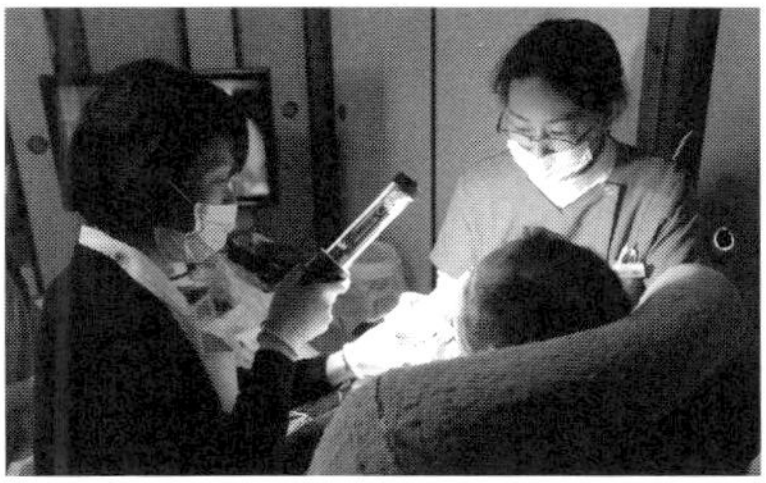

お口を診る際には、患者さんの全身状態を把握することにも気を配ることが大切です

その患者さんにとってのベストなゴールを目指す

食べ物を口に入れ、噛んで飲み込むという一連の動作は、口のまわりの筋肉、歯、舌、喉の動きの絶妙な連携によって成り立っています。歯だけ治しても、食べられるようになるわけではありません。口腔リハビリの効果を上げるためには、総合的な診察による診断をもとに、全体をバランスよく改善していくことがとても大切なのです。

飲み込む力で欠かせないのが嚥下内視鏡（ＶＥ）の検査です。患者さんの全身状態を把握することにも気を配っています。訪問でも外来と遜色ない治療ができるものの、体力が大きく低下した方の場合は、それを考慮せずに外来と同じことをすると、危険なこともあるからです。

食べる力を取り戻すことで全身状態が向上することは確かにありますが、その方にとってベストなゴールを目指すという考え方を大切にしています。もちろん、訪問歯科診療によって、ミキサー食からきざみ食、普通食へと食べられるものが変わっていき、体力を回復される患者さんもいます。患者さんのゴールはそれぞれですが、「食べられるようになった」「状態がよくなった」という喜びを、患者さんとご家族と共有できること、外来診療の何倍も感謝していただけることが大きなやりがいです。

ある80代の男性患者さんは、ペースメーカーが入っており、移動は車椅子で、歯はほとんどなく、骨隆起が見られ、下あごに1本だけ残った歯はむし歯でした。そのため、お豆腐とプリンくらいしか食べられなかったのですが、1カ月かけて治療し、上あごは残根処理して総入れ歯、下あごは差し歯と部分入れ歯にした結果、いろいろなものが食べられるようになり、美味しく食べる幸せを取り戻されたのです。栄養状態が改善して全身的な体力も向上し、10年以上も一生懸命介護してきた奥様もご本人も、涙を流して喜んでくださいました。

そのことに私自身が大きな感動をいただき、お口が変わると人生が変わると確信したのです。

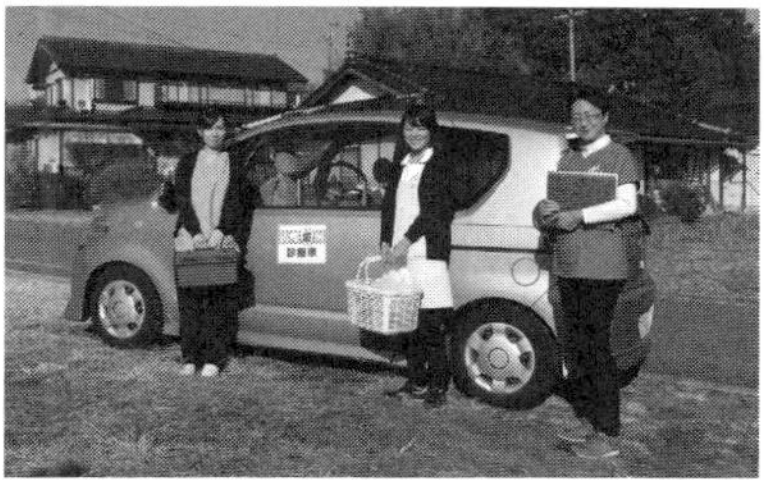

訪問でも外来と遜色ない治療ができます。今日も、これから訪問歯科診療へと出発です！

口臭の改善、食事の自立など介護負担が軽減することも

訪問歯科診療は各ご家庭の様子や事情が見えることも、外来診療と大きく違うところです。介護を受ける高齢者は、ご家族に遠慮して出されたものを黙って食べていることがほとんどですが、歯の治療、口腔ケア、口腔リハビリをきちんと行えば、食事の自立や、ＡＤＬ（日常生活動作）の改善も見込めます。また、お口の環境を良好に整えることで、口臭がなくなり、お部屋の臭いも気にならなくなっていくことがよくあります。介護負担の軽減にも、訪問歯科診療は役立つのです。

私が訪問歯科診療に携わるようになったきっかけは、結婚して引っ越し、たまたま入職した歯科医院で往診を経験したことです。こんなにも喜んでいただけ、需要があると気づき、自分で開業して訪問歯科診療に力を入れています。戦後に大変な思いをしていまの日本を築いてきた方々の、人生経験に触れられることもこの仕事の魅力だと感じています。

桐山歯科医院院長

桐山立志

岐阜県

岐阜市

その日の体調を把握し、疲れが生じないような口腔ケアで患者さんとご家族を笑顔に！

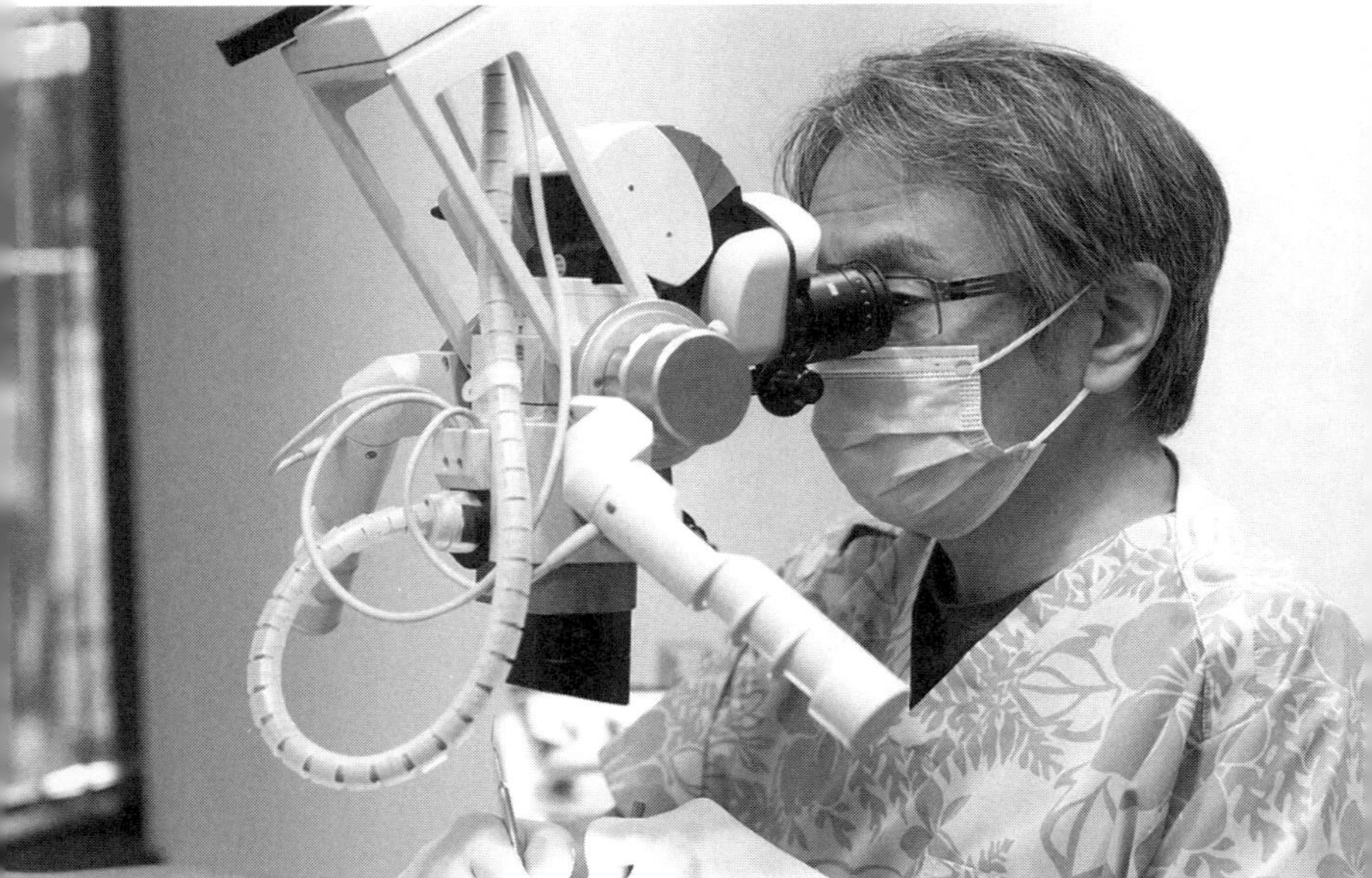

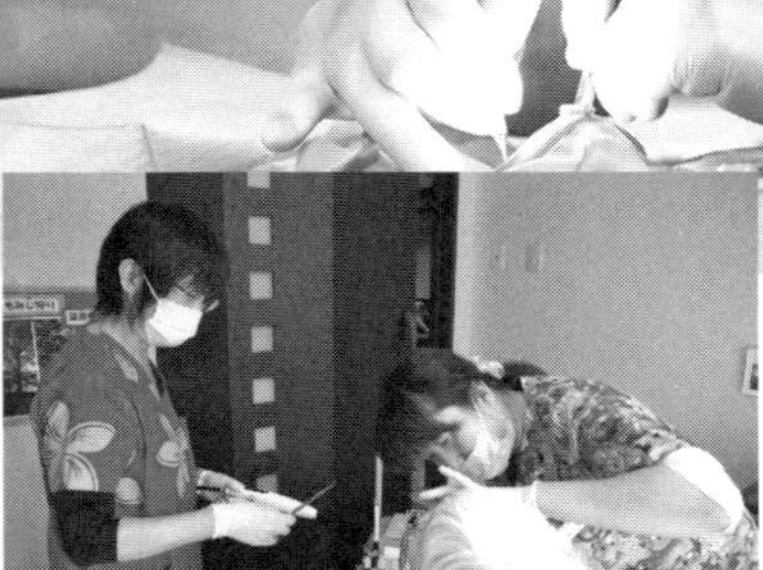

岐阜市内で開業して約100年。地域の歯科医療に取り組んできました

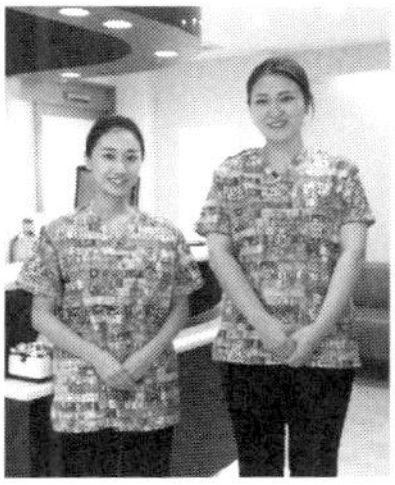

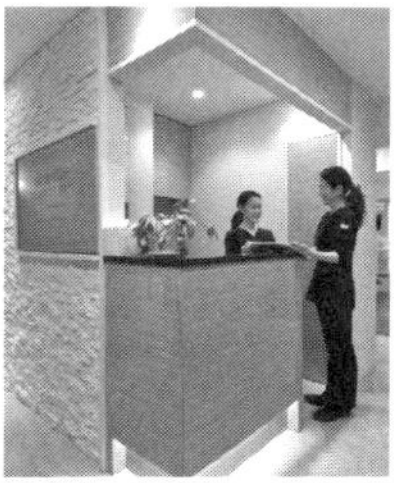

スタッフの皆さんです

食べる、話すという機能だけでなく見た目も改善

訪問歯科診療に取り組むようになったのは、外来で担当していた患者さんの高齢化が大きな理由です。

足腰の衰えや病気、骨折などのために自力で通院できなくなり、ご家族から「治療の続きをしてほしい」「義歯を作成中だったが、今後どうしたらよいか」などの相談が多くなってきたのです。

ご自宅や施設を訪問して、歯の治療をしたくてもできず、口腔ケアも行われずにいる高齢者がいかに多いかを知りました。誤嚥性肺炎で亡くなる方の多さにも驚き、訪問歯科診療の重要性を感じました。

ある患者さんは、食事のとき以外はほぼ寝たきりで、介護されている方も高齢でした。上下総入れ歯で、お口の中を診察すると舌苔が多く、舌の沈下も見られ、口腔周囲筋の動きもかなり悪い状態です。

この方の場合は、まず上下の入れ歯の調整を行い、入れ歯を入れても痛まないように、また、入れ歯が落ちないようにしました。そのうえで、舌筋トレーニング、ブローイング、口腔周囲筋マッサージ、深呼吸などの口腔リハビリを実施。首の体操も指導したところ、噛めるようになり、食べられるものが増えていきました。むせにくくなって食欲も出るなど、口腔リハビリによって状態が大きく改善した好例です。

ほかにも、美味しく食事ができなかったという患者さんが、むし歯を治療し、入れ歯を作り、専門的口腔ケアと口腔リハビリを行ったことで、味覚や咀嚼が改善。合う入れ歯を入れて見た目もよくなり、「前より若返った」「元気が出た」「笑えるようになった」と、患者さん本人だけでなくご家族からも感謝されたことなど、訪問歯科診療にはやりがいを感じる場面が数多くあります。

介護スタッフが不足する中、訪問歯科診療の重要性が増す

口腔リハビリを安全かつ効果的に行うには、まず、その日その日の体調を把握することが大切です。血圧、脈拍、血液中の酸素濃度などを測

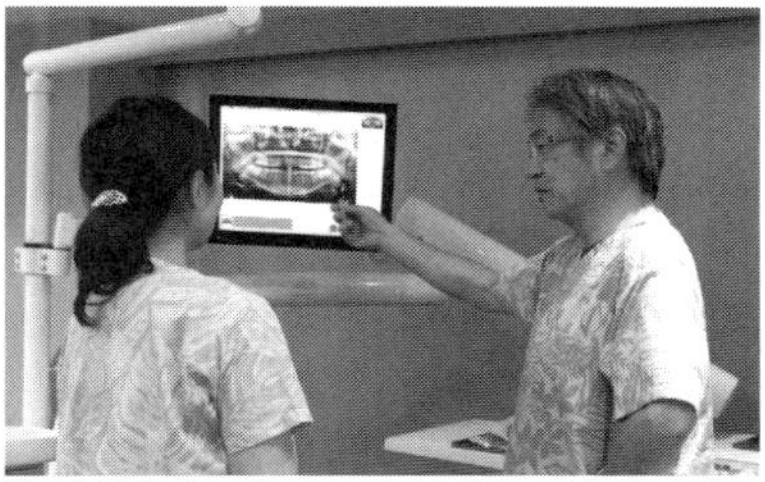

訪問歯科診療の重要性は、
どんどん増していきます

定し、次に誤嚥がないかどうかをチェックします。

　また、車椅子やベッドの角度を調整し、専門的な口腔ケアでお口の中をきれいな状態にしてから行うなど、リハビリ中に誤嚥が生じないための配慮や、疲れが生じないための工夫も欠かせません。

　医療機器や技術の進歩、医療の質の向上によって寿命が延びたいま、さまざまなタイプの介護施設が増えていますが、介護スタッフの人手不足は深刻です。口腔ケアまで手が回らなくなることも予想され、訪問歯科診療はさらに増すでしょう。

　一般の人のお口に対する関心は高まり、誤嚥性肺炎という言葉も浸透する一方で、入れ歯を作れば食べられるようになると考えている看護、介護スタッフはまだ多く、口腔ケアや口腔リハビリ、定期検診の重要性に対する認識は施設により差があるのが実情です。また、医科と歯科の連携に課題のある地域も少なくありません。さらに、認知症の人などでは口腔機能の改善が難しいなど、一筋縄では行かないこともたくさんありますが、訪問歯科診療の力を信じ、続けていきたいと思います。

アルト歯科・口腔外科
訪問診療科長
愛知学院大学歯学部名誉教授
亀山洋一郎

アルト歯科・口腔外科
院長・東京医科歯科大学
顎顔面外科学歯学博士
長岡俊哉

愛知県
名古屋市

訪問歯科医療は愛の仕事！ SMILE！を チーム全員で心がけています。

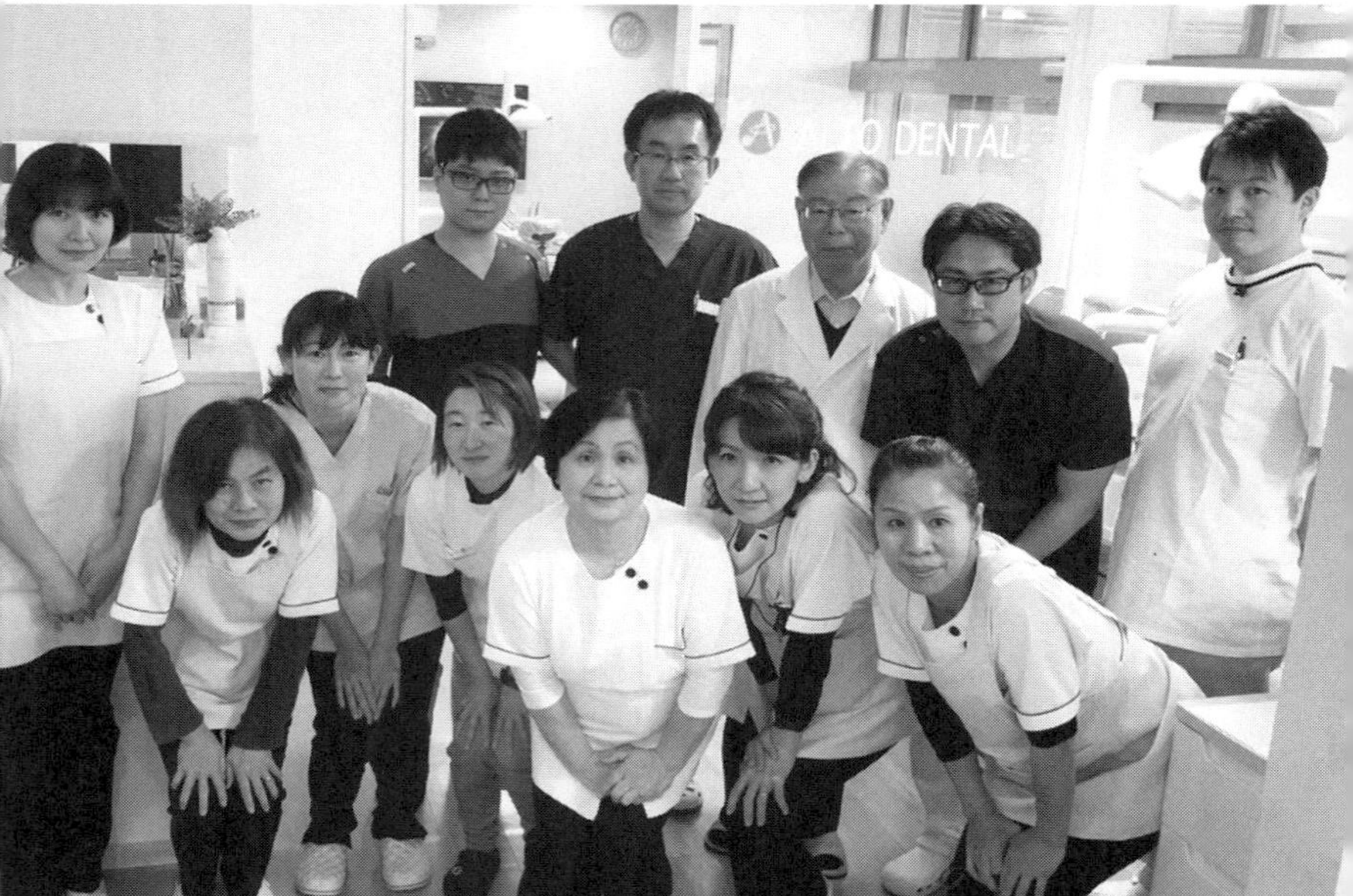

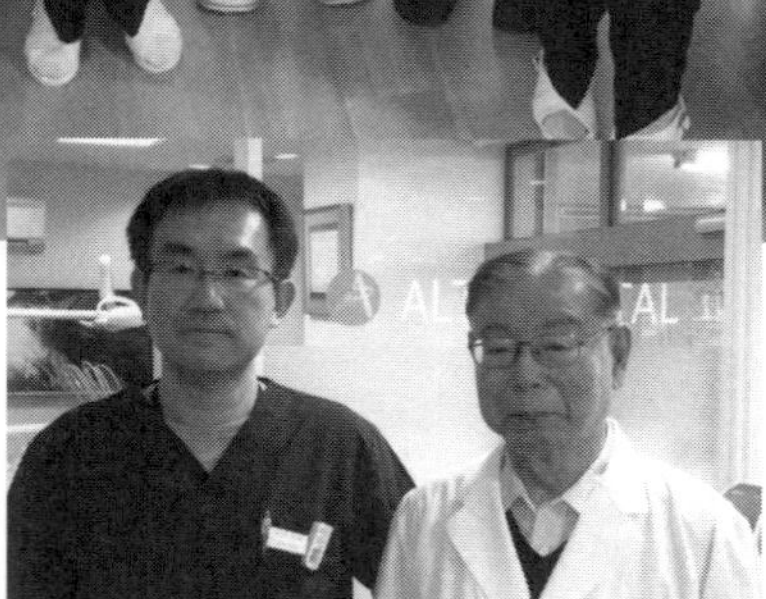

当院は、世界水準の高い治療レベルを実現する"デジタルデンティストリー"です

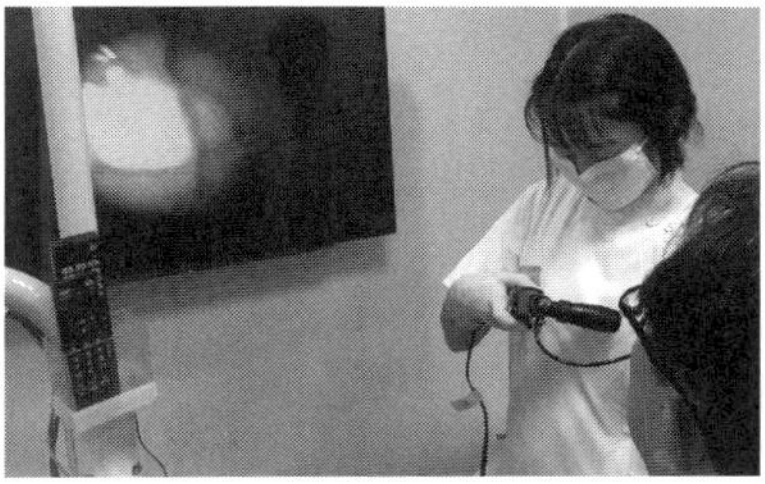

摂食嚥下障害により食事困難となっている方には、最適な指導及び口腔リハビリも実施しています

訪問歯科医療は多職種連携全方位でのチーム医療

アルト歯科・口腔外科の開院は2002年です。院長自身の介護経験に基づき、「訪問歯科診療を通して患者さんを終生診療していくことは、医療人としてこの上なく素晴らしいことだ」との考えのもと、2008年から訪問歯科医療に取り組み始めました。

当院では、患者さまとそのご家族、施設職員さんやケアマネジャーさん、そして主治医の先生と緊密な連携を取りながら訪問歯科医療を行っております。

とくに、摂食嚥下障害により食事困難となっている方には、多職種連携のノウハウを生かし、摂食嚥下機能のスクリーニング検査をはじめ、必要に応じて内視鏡検査（VE）を行い、その方に最適な指導や訓練（口腔リハビリ）も実施しております。

「指先には緊張を！ 顔には笑顔を！」をチーム全員が心がけ、日々訪問歯科医療に取り組んでおります。

地域に根ざした歯科医療職が行う心のケア

訪問歯科診療における歯科医、歯科衛生士、コーディネーターといった歯科医療職は、日々地域を歩き、地域をよく知る、地域に根ざした医療職であるといえるでしょう。また、その市町村のサービスにも詳しい専門家です。訪問歯科医療を通して、歯の健康に対する意識や知識を高めるとともに、人々がいかに力を合わせたらよいかということに注力しながら、個々に働きかけ、社会資源を創出し、コミュニケーションをつくり上げていく存在です。

団塊の世代のすべてが後期高齢者となる2025年に向かい、超高齢化とともに核家族化が進む現代では、さびしさや孤独感を感じやすい上に、孤立する人が増える可能性があります。

人は人生を歩みながら、多くのものをつくり上げていきます。ものを作り、家や財産を築き、家族や友人といった人間関係を育みながら生活しています。

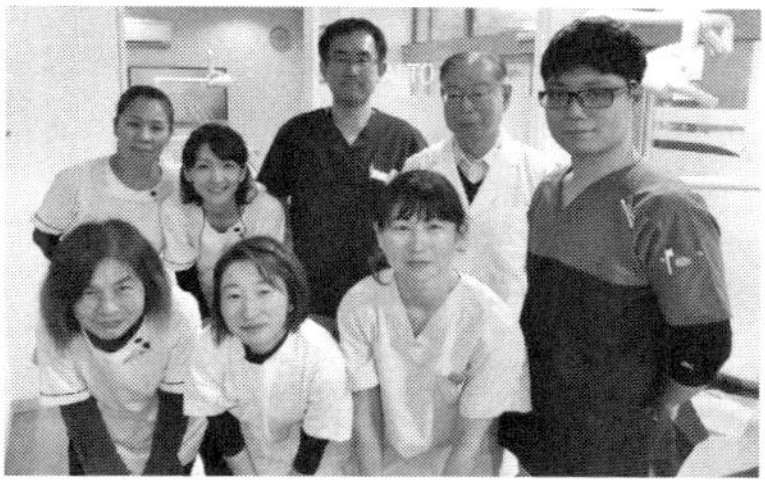
「指先には緊張を！　顔には笑顔を！」。チーム全員が心がけ、取り組んでいます

しかし、獲得したものや人間関係は、そのままの形を永久に保ち続けることはなく、時間とともに変化し、いつか終わりが訪れます。つまり、獲得と喪失を繰り返しているのです。

この喪失により生じる感情の反応が〝悲嘆（grief）〟です。お口の中でも同様のことが起こります。高齢化に伴う〝オーラルフレイル〟であり、歯の喪失による〝grief〟です。地域の結びつきの希薄化が問われる現代でこそ、〝歯科〟から喪失に対する心のケアが行えるのです。

その第一歩として、歯科医療職がケアの資源になること、地域に根ざした「ケアシステム」を構築することが重要課題といえます。そして、取り組みの結果として、人々の心身の健康を守るとともに、この超高齢化社会を乗り切るための、あたたかく思いやりのある街づくりができるのではないでしょうか。

このアルト歯科・口腔外科の心温かな訪問歯科医療チームが、その礎になってくれることを切に願っております。

ルピナス歯科院長
玉田洋平

愛知県
名古屋市

食べる喜びをもう一度。人生の最後まで噛める喜びを。人生を噛みしめて生きよう!

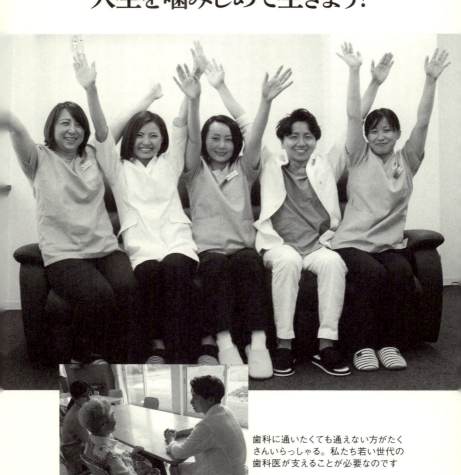

歯科に通いたくても通えない方がたくさんいらっしゃる。私たち若い世代の歯科医が支えることが必要なのです

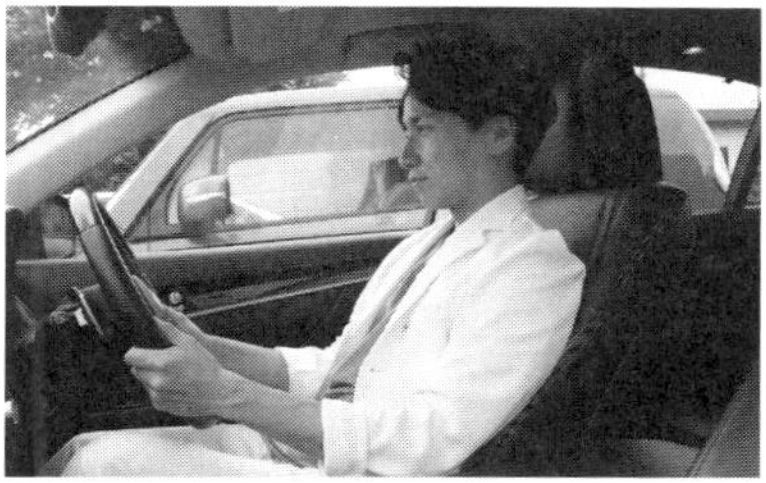

当院のポリシーは、訪問でも外来と変わらない診療をすることです

訪問歯科診療がメインの歯科診療所として活動

私は、実家が介護施設を経営していることもあり、幼い頃から介護の世界は身近なものでしたが、実際に訪問歯科診療を経験したのは、歯科医になって1年目のことです。

そのとき感じたのは、歯科に通いたくても通えない方がこんなにも多くいるということ、そして介護における口腔ケアの大切さなどでした。

高齢者が増える中、訪問歯科診療を含む在宅医療の需要はどんどん生まれるのではないか、ならば私たち若い世代の歯科医がそれを支えることが必要だと考え、訪問歯科医療をメインとした歯科診療所を設立しました。

高齢者の訪問歯科診療を続ける中でわかったのは、食べられなくなって弱っていく方が多いということです。高齢者ご本人も、体重が1kg減るたびに自分の命が少しずつ減っているように感じるそうですが、食べることを諦めてしまっている方も少なくないのが現実です。

治療ができるにもかかわらず、「もう年だから」「これ以上長生きしないからいまさら治しても」「ずっと我慢してきたから」といわれ、歯科医として歯がゆい思いをすることも度々でした。

でも、諦めるのはやめましょう。私たちがいます。今からでも、どんな状態からでも、食べられるようになります。

〝食べる喜びをもう一度。人生の最後まで噛める喜びを。人生を噛みしめて生きよう〟

6年間、高齢の方の訪問歯科医療をメインに行ってきた私たちだからこそ、そうはっきりいうことができます。歯科医として、悩んでいる方を1人でも多く救うことが使命だと思っています。

噛めるようになって力が入り、歩けるようになった例も

当院のポリシーは、訪問でも外来と変わらない診療をすることです。義歯製作はもちろんのこと、補綴治療、根管治療などの保存治療を訪問

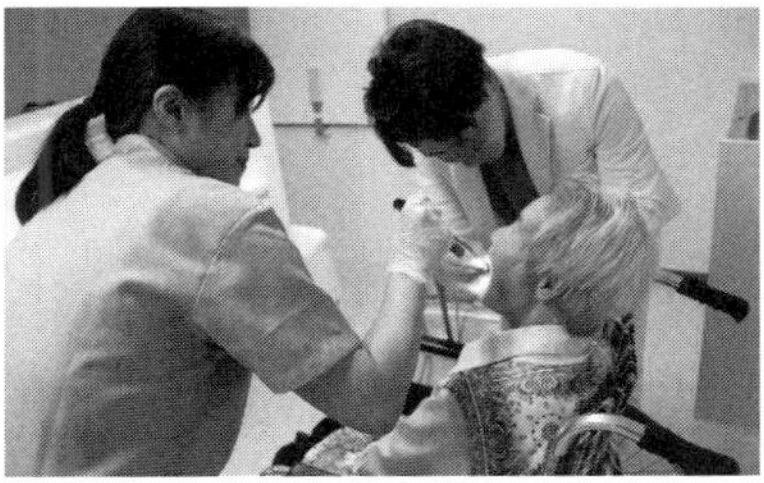

ご高齢の方には、ぜひ諦めないで食べる喜びを最後まで噛みしめていただきたいですね

先でも提供しています。外来と遜色ない治療により、しっかりと咬合回復、機能回復したうえで、口腔リハビリなどを行っていきます。

口腔リハビリはお一人おひとりの個別性やその日の体調を見て対応しています。歌うことがお好きな方が多いので、昔の歌を一緒に歌うなど、楽しみながらトレーニングすることが多いです。

長年入れ歯を使用していなかった方が、入れ歯の調整で噛めるようになり、歩行器を使って歩けるようになった事例もあります。その方は日常寝ていることが多く、移動は車椅子だったのですが、理学療法士が歩行訓練をしており、入れ歯を使用し始めたら力が入るようになったというのです。地道な歩行訓練が実を結び、日常会話や表情にも変化があったようです。

一人の高齢者に対して、医科・歯科・薬科・看護・リハビリ・栄養・介護など、さまざまな専門家が連携を取り、知識を出し合い、チームで支えていくことが理想的です。つまり地域包括ケアですが、専門家の一人として、今後も積極的に取り組んでいきたいと思います。

西村歯科院長

西村有祐

大阪府

堺市

患者さんに寄り添う気持ちと徹底したスタッフ教育で質の高い訪問歯科診療を提供。

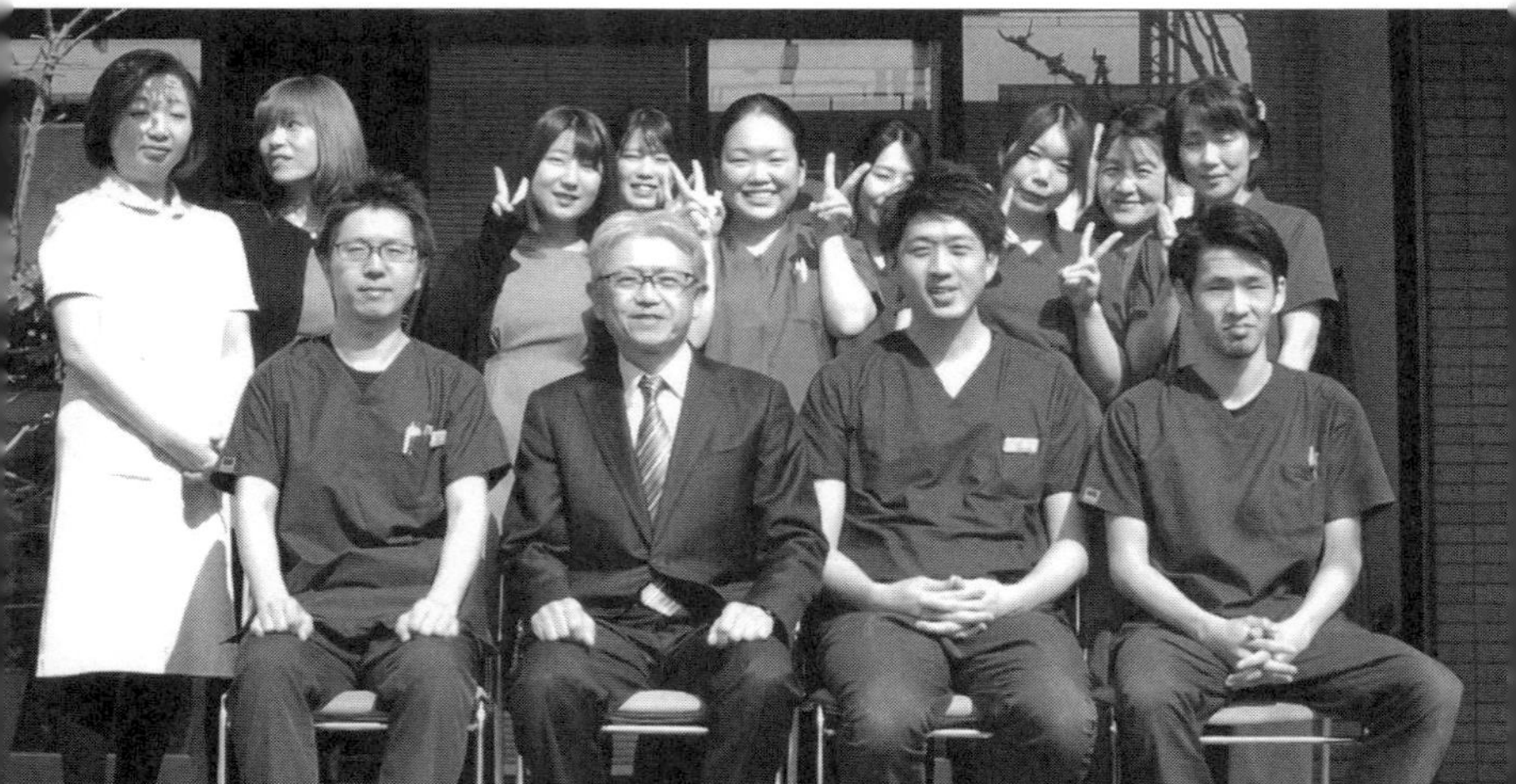

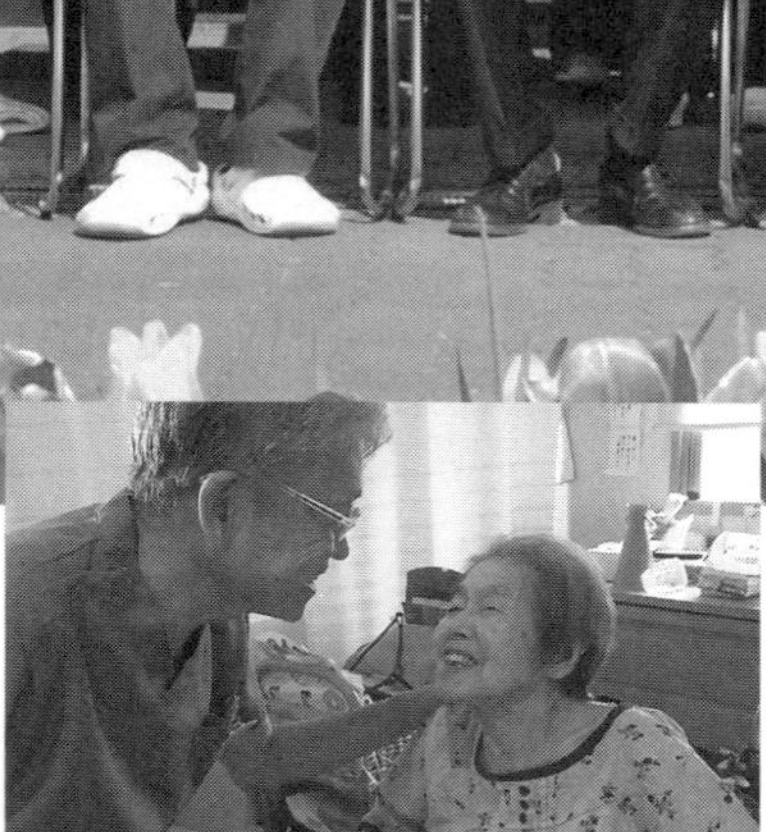

訪問歯科診療では、こちらこそ本当にありがたい仕事をさせていただいていると思います

診療では「常に柔和でユーモラスに」を心がける

外来診療に加えて訪問歯科診療を始めたのは、17年前です。

患者さんは年々増加し、現在は、訪問歯科診療のために3人の歯科医に来ていただいています。訪問専用車2台、軽乗用車1台、ライトバン1台の計4台で、月曜日から金曜日まで回っていますが、個人の車も駆り出さないと間に合わないこともあるくらい需要が伸びています。

訪問しているのは、ご自宅のほかに特養や老健など高齢者がほとんどですが、生まれつき障害のある方もいます。

訪問歯科診療で心がけていることは、「常に柔和でユーモラスに」です。服装も白衣やスワブではなく、親しい歯科医の奥さまに作っていただいたアロハシャツ。患者さんに、気さくに話しかけてもらえるようにという思いで着ています。

訪問する患者さんには、独り暮らしで話し相手がほとんどいない方もめずらしくありません。私たちが行っただけで喜んで迎えてもらえることも多く、こちらこそ本当にありがたい仕事をさせていただいていると思います。適切な治療はもちろん大切ですが、さみしい人に寄り添うことも訪問歯科診療では重要なのです。

ほんまに治してあげたいから、若手もベテランも再教育

訪問歯科診療に求められることは、以前は治療が中心でしたが、いまは「食べられない」「飲み込めない」など、摂食嚥下障害に関する相談が多くなっています。摂食嚥下機能が低下すると誤嚥性肺炎のリスクが高まるため、口腔ケアや口腔リハビリで機能を改善し、誤嚥性肺炎の予防につなげることが、歯科医の大きな使命になっているのです。

医科との連携も進みつつあります。在宅医療を行っている医師から連絡をいただくことが増えていますし、口腔ケアの大切さをかかりつけ医から聞いて、訪問歯科診療を依頼される患者さんもいます。疾患や服用している薬によっては、嚥下に影響したり、歯科治療を慎重に行わなけ

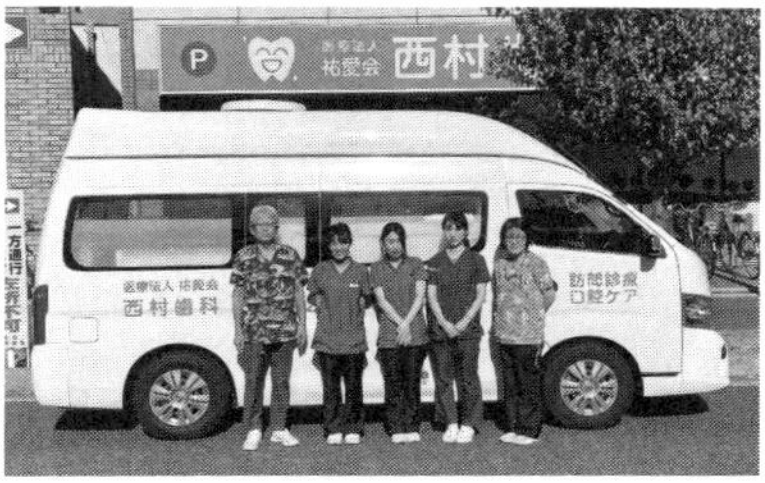

専用車が４台ありますが、それでも間に合わないことも。それぐらい訪問歯科診療の需要は伸びています

ればならないことがあるため、医科と歯科の連携は重要です。

介護の現場にいる介護士やご家族にも、お口の健康の大切さや、毎日のケア方法を知っていただく必要があります。そこで、これらの方々を対象にした定期的な歯科セミナーも行っています。

長年訪問歯科診療を行ってきましたが、中には「なんやねん」と思うような治療が行われているケースも見受けられます。歯科医の腕で評判が下がれば、訪問歯科診療全体の評価を低下させることになりかねません。訪問歯科診療の質を保つために、当院ではすべての歯科医に、歯を削る、根管治療などの基本的な技術を模型実習で磨き直してもらうことと、週1回先生方で行う症例検討会への参加を義務付けています。新人の歯科医には、お昼の休憩時間にも模型実習を行ってもらいます。

ここまでするのは、部下を腕のいい歯科医に育てることは院長の仕事だということもありますが、源になっているのは、私の心の中にある「ほんまに治してあげたい」「この人のためにちゃんとしてあげたい」という強い使命感です。

医療法人社団
Kデンタルクリニック
理事長・院長
金子尚樹

大阪府
吹田市

ご高齢者特有の疾患に注意しながら患者さまとの会話を大切に、笑顔ある診療を心がけています。

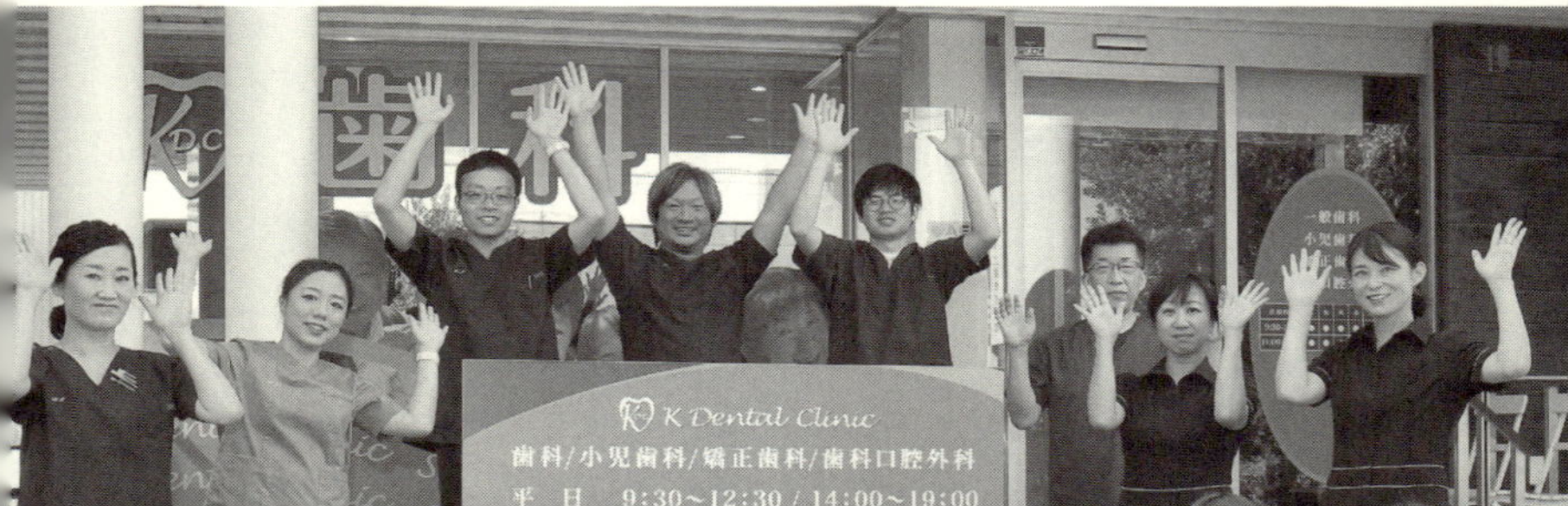

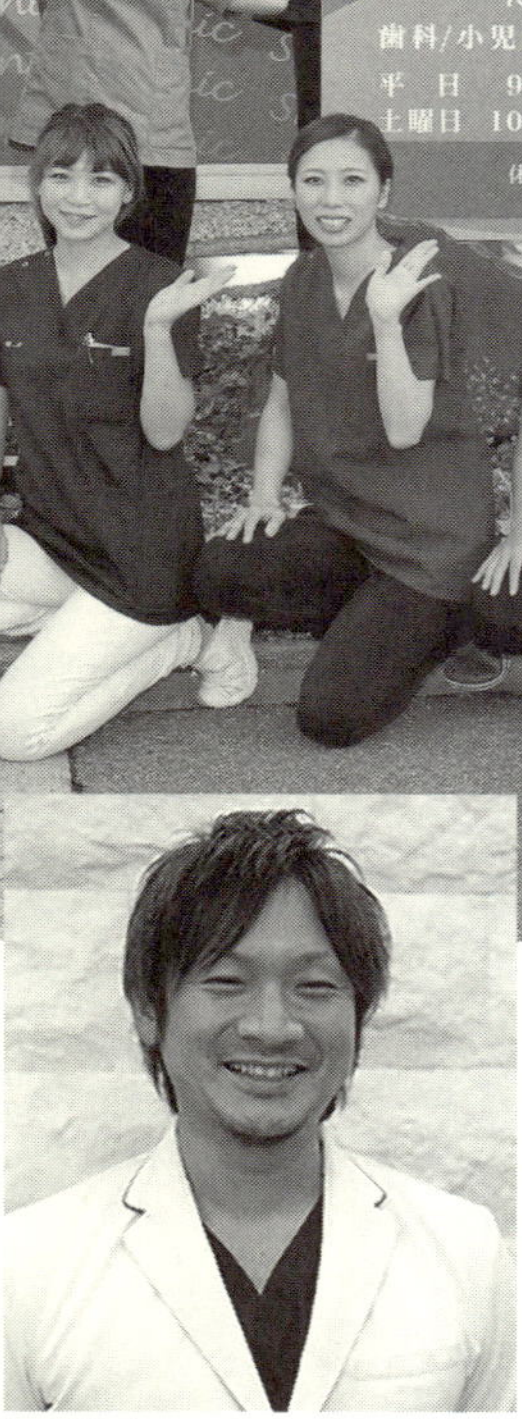

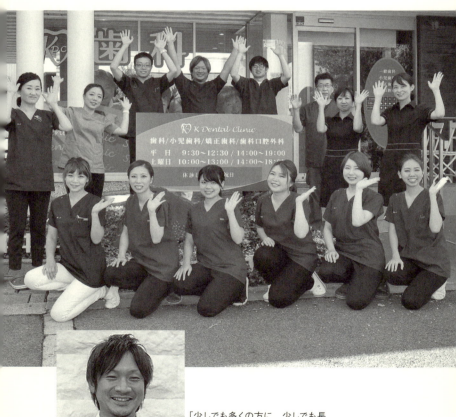

「少しでも多くの方に、少しでも長く健康な歯でいられる治療を」と話す金子院長とスタッフの皆さん

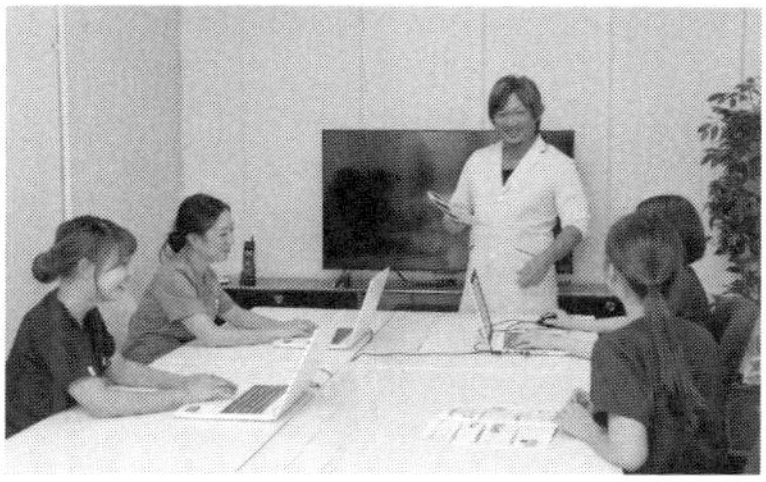

日々の研究やスタッフとの十分な打ち合わせ、情報の共有も欠かせません

時間をかけて向き合い・ふれあう〝心ある診療〟がしたい

口腔リハビリは、摂食嚥下機能を改善し、食べる喜びを取り戻したり、全身状態を改善したりすることが目標です。そこに至るには、初めからすべての改善を目指すのではなく、無理なく、小さな目標を立てて一つひとつ達成していくことが大切です。

例えば、入れ歯の手入れや管理が少しずつ自分でできるようになったとか、1日1回だったセルフケア（歯磨きなど）が1日2回の習慣になったとか、それを患者さんと一緒に喜べることが、訪問歯科診療の一番のやりがいです。

大切にしているのは〝心ある診療〟。1人の患者さんに十分な時間をかけて向き合い、やさしい触診を通して、ふれあう時間をなるべく多く持つようにしています。また、患者さんの発声を促すような会話も心がけています。

初診時は口腔周囲筋群のリハビリを中心に行い、徐々に首の筋肉に働きかける運動などもプラスしていきます。

受動的なリハビリだけにならないよう、私たちがマッサージを行ったあとは、口腔周囲筋群を動かす体操、吹き戻しやストローを使ったブローイング訓練、舌や唇を動かす体操など能動的なリハビリを行っていただきます。可動域をより広げるためにはこれがとても重要です。

リハビリはつらいと続きません。とくに筋力の衰えた方にとって口腔リハビリは大変なことですから、患者さんとの会話を大切に、とにかく笑っていただくように心がけています。歌がお好きな方の場合は、スマートフォンで曲を流し、一緒に替え歌を歌ったりもします。

お口のトラブルで困ることなく平和な最期が迎えられるように

私がまだ研修医の頃、祖母が入所していた施設から「食事量が減った」という連絡をもらいました。当時の私は総入れ歯の調整にしか目が向きませんでしたが、実は嚥下障害だったのです。祖母は3週間後に他界。

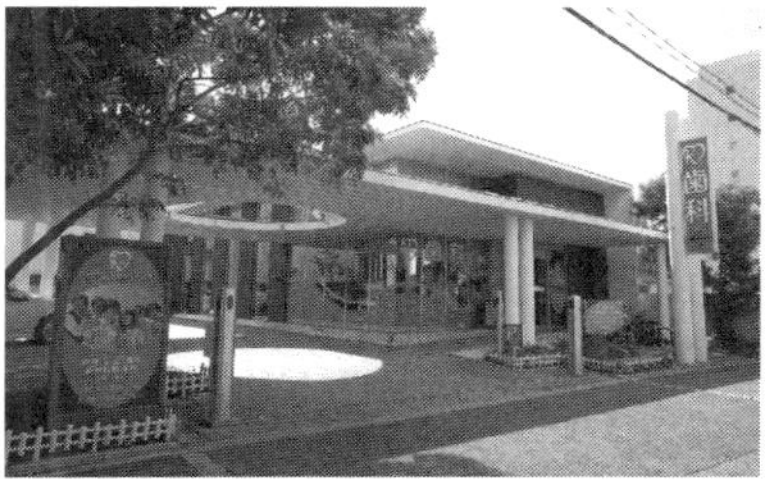
開業当初から外来診療と訪問診療の両方に注力

むせて苦しむ祖母と、その背中をさする母の姿をただ見守ることしかできなかったときの悔しさ、無念が、嚥下や高齢者特有の疾患について勉強し直すきっかけになりました。

開業当初から外来診療と訪問歯科診療の両方を行っているのも、その経験があったからです。

高齢者の方は入れ歯の方も多く、口腔リハビリとともに入れ歯の調整も必要になります。お口に合う入れ歯をつけると、奥歯の噛み合わせが改善し、舌の動きも安定します。さらに、比較的早期に唾液分泌が改善することもあります。また、はっきり話せるようになり、患者さん本人もご家族も喜んでくださるなど、とくに総入れ歯の場合は入れ歯の調整が重要であることは確かです。

在宅療養は、歯科医と医師、看護師、理学療法士、作業療法士など多様な職種によるチーム医療の提供が不可欠です。患者さんがお口のトラブルで困ることなく平和な最期を迎えられるように、歯科の役割として最大限の努力を続けていくつもりです。

吉原歯科医院院長

吉原正明

兵庫県

三田市

お口を鍛え、美味しく食べ、元気にしゃべって楽しく笑う――。これが健康寿命を延ばす最善の方法。

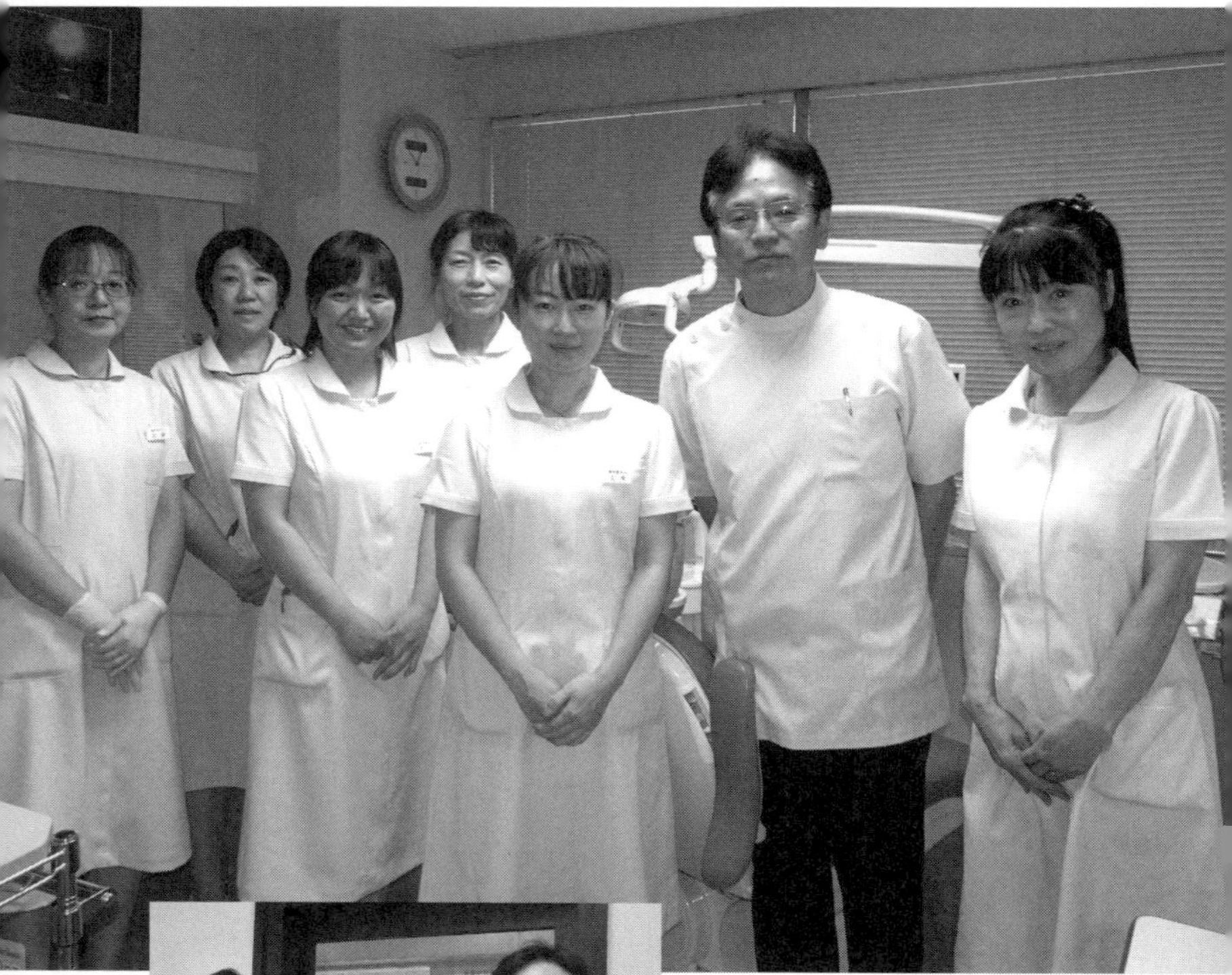

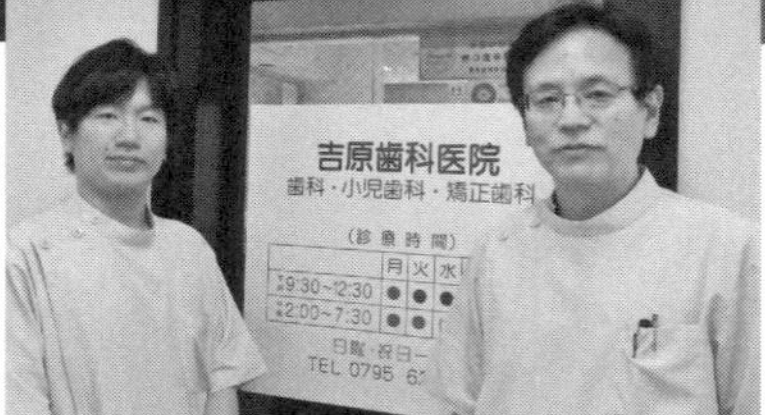

当歯科医院のスタッフです。いつも明るく元気に、頑張っています！

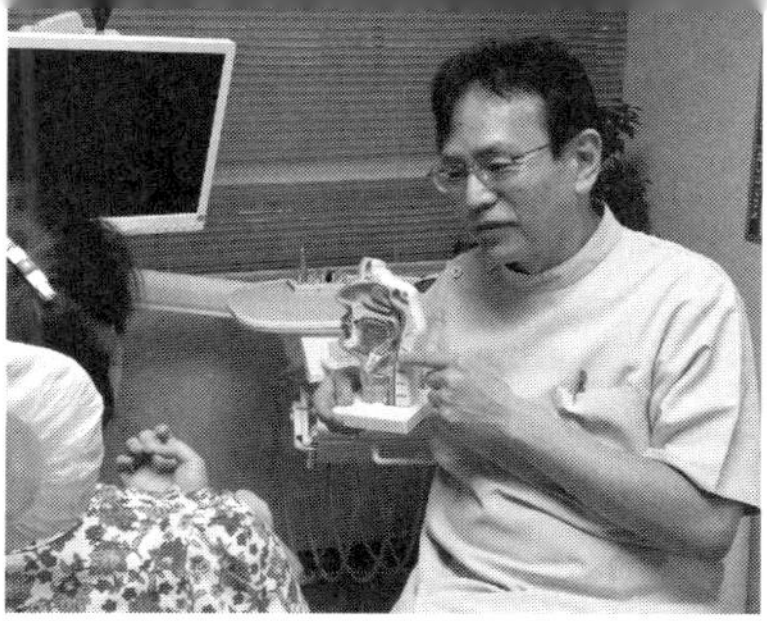

お口の状況を理解していただくことも大事。丁寧に説明しています

「食べる力」がよみがえり、全身状態も回復させる口腔リハビリ

人間にとって食べる楽しみは大きく、誰もが人生の最後まで、それを楽しみたいものです。そして口から食べたいという意思は尊重されなければなりません。そのためにもお口の健康は大事です。お口の健康が損なわれると食べる力が衰え、噛めなくなると認知症のリスクが上がり、病気になりやすくなることも明らかになっています。

ある高齢の男性患者さんは、余命1カ月と言われ、寝たきりで鼻からチューブを入れた状態で自宅に戻りました。その時、せめてもう一度、口からものを食べさせてあげたいという奥様の熱い思いを聞き、訪問診療を始めましたが、長い入院生活のためにお口の機能は著しく低下し、頰の筋肉が拘縮しているので口は少ししか開きません。

最初に行ったのは、衛生状態の悪い口腔内をきれいにするケアと、お口のマッサージで口を開けることです。ただし、お口は尊厳と直接結びつくので、決して無神経にさわったり無理強いすることはしません。

次に、顔の表情筋のマッサージ、舌運動回復のために舌やあごの下の筋肉のマッサージというように、口腔リハビリを進めていきました。その効果はすぐにあらわれ、2週間後にはおかゆを食べられるようになったのです。もちろん、食べるときの姿勢にも十分配慮しました。

1カ月後には鼻のチューブが取れ、筆談で意思疎通ができるまでに回復。長く使っていなかった入れ歯も調整したところ、時間はかかるものの固形物を噛んで食べられるようにもなったのです。半年たつ頃には歩行も可能になりました。余命1カ月と言われていた人の夢のような変化を目の当たりにして、一番おどろいたのは奥様です。

口腔ケアでよみがえった「食べる力」が、患者さんと家族に与えてくれたものは計りしれません。

口から食べることをあきらめないでほしい

私にも90歳を超える義母がいます。認知症が進んだせいか、義歯をす

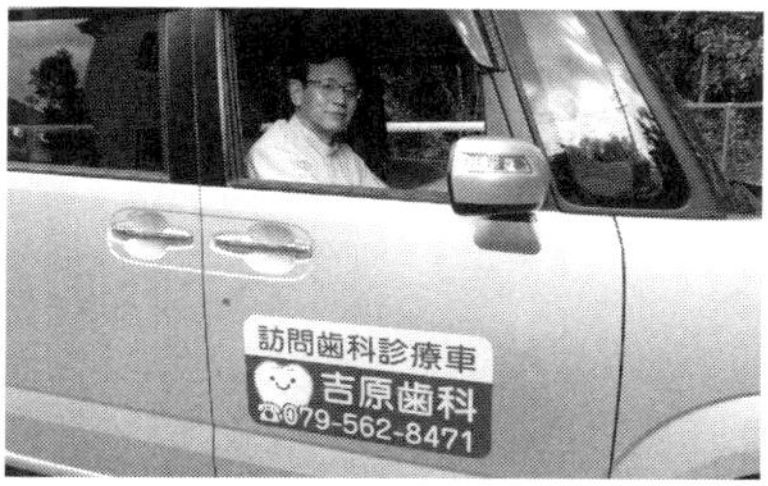

運転も自ら。これから訪問歯科診療に出発です！

ぐ外して、あまり装着してくれない時がありました。筋力も日々衰え、足の運びが不安定になるためよく転んでいたのですが、義歯を外すと体のバランスがくずれ、転ぶ一因になるのです。そこで、家族皆で協力して義歯を装着してもらうように気をつけた結果、転ぶ回数が減りました。噛むという行為は、単にものを食べることにとどまらず、脳と体の若さを保つための行為でもあるのです。

そして何よりも、食べる楽しみを高齢者から奪ってはならないと私は思います。嚥下機能が低下すると誤嚥性肺炎を起こし、命を落とす危険があるからという理由で経管栄養になり、元気を失ってしまう高齢者は少なくありません。検査で食べる力が残っていることを確認し、安全な食べ方を考えれば口から食べられるようになる可能性は十分にあります。

訪問歯科診療を始めて27年になりますが、食べる力がよみがえると、話す力も戻り、不思議と笑うこともできるようになります。お口を鍛え、美味しく食べ、元気にしゃべって楽しく笑う。これこそが、健康寿命を延ばす最善の方法だと信じています。

正畠歯科医院院長

正畠昌幸

岡山県

倉敷市

治すためだけではなく、生活や命を支える医療に取り組んでいます。

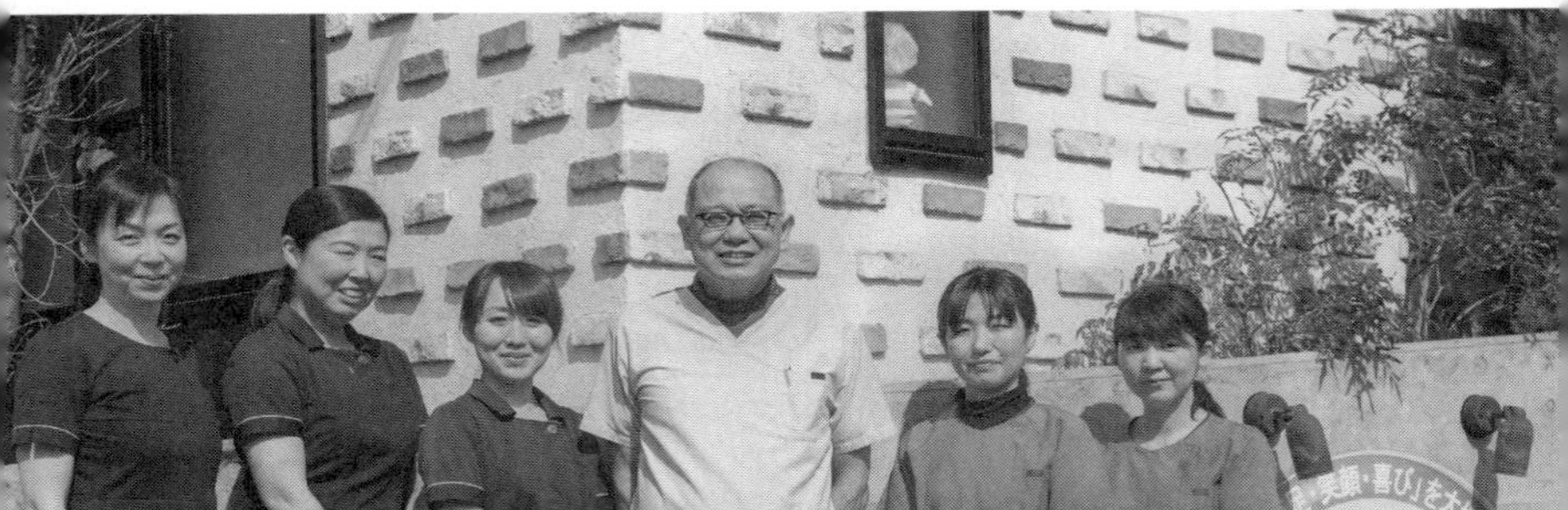

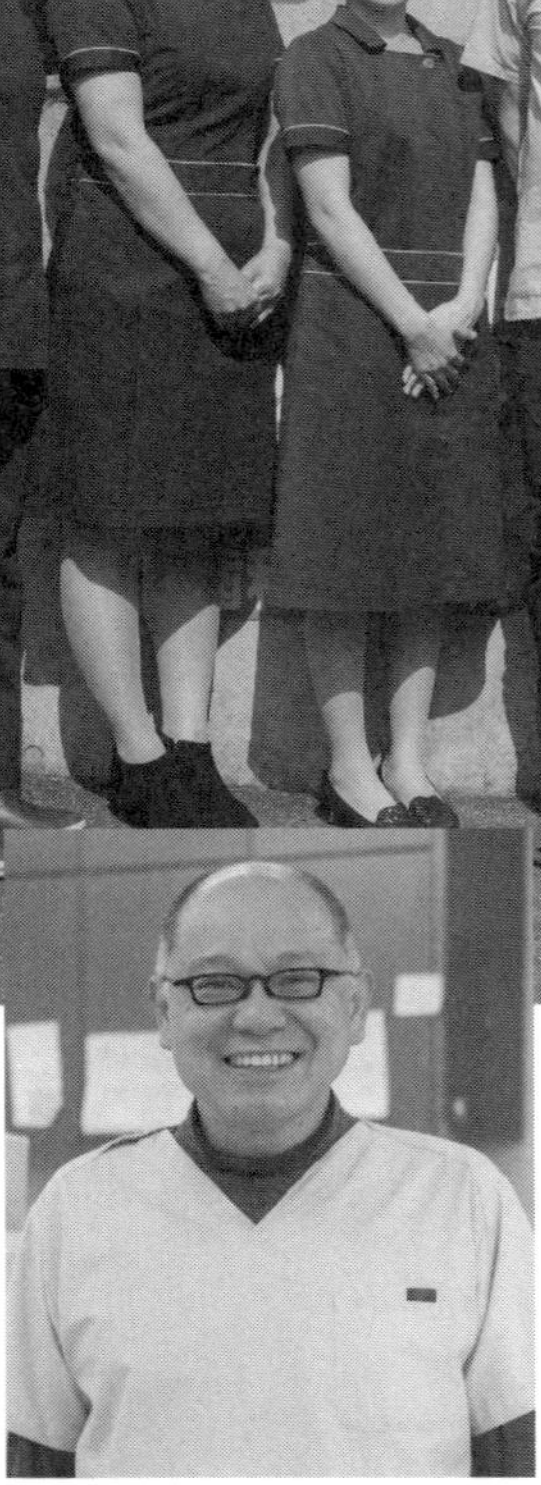

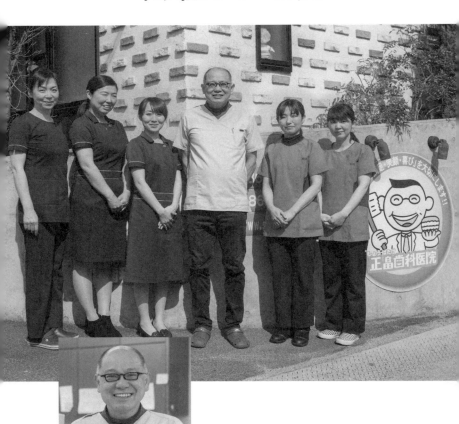

患者さんの歯は自分の歯と思い、
誠意ある治療を心掛けています。
スタッフの皆さんと

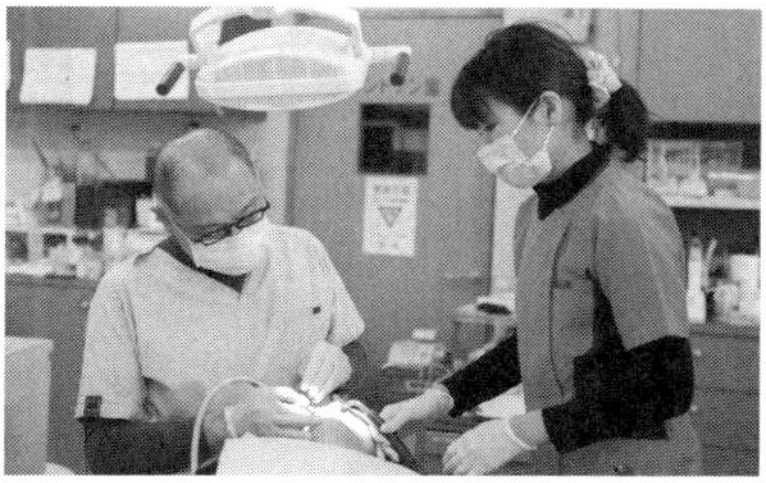

患者さんには、できるだけリラックスした状態で治療やケアを受けていただけるようにしています

お口の状態だけでなく生活環境を考慮した口腔リハビリに

介護が必要な方の口腔リハビリは、われわれ医療従事者だけではなく、ご家族や介護スタッフの協力が欠かせませんので、介護する方が無理なく簡単に行え、かつ効果のあるリハビリ内容を考えるようにしています。

中でも、あいうべ体操は、とても簡単なのに、舌で食塊を作って喉へ送り込む力や、ごっくん力をつけられます。ごっくん力は、体幹の力も必要なので、テーブルなどに手をつき、首をそらしながらゆっくり立ち上がる運動も指導しています。

口笛、ゴム風船、吹き戻し、柔らかいペットボトルなどを利用したリハビリは、患者さんが飽きずに取り組んでくれます。

訪問時は、舌苔の除去など舌のケア、ストレッチ、入れ歯や自歯のバイオフィルム（お口の中の細菌が集まってできた膜）を取り除くブラッシング、口腔機能を高めるための口腔内マッサージも行っています。

口腔リハビリは、その方のお口の状態や全身状態、そして生活環境に合ったものにしないと、なかなか効果が上がりません。訪問歯科診療の場合、とくに重要なのは生活環境の情報収集です。

ご自宅（施設）ではどのような方なのか、ご家族や介護者は？　住まいの様子は？　環境は？——これらは皆、お口の状態に影響します。ご家族の中のキーパーソンの存在も大きいので、その方ときちんとコミュニケーションを取るようにしています。施設で生活している方の場合は、介護スタッフとの情報共有、コミュニケーションが大切です。

患者さんに対しては、できるだけリラックスした状態で治療やケアを受けていただけるように、声かけをしながら、呼吸がしやすい姿勢、体幹保持しやすい姿勢にも気を使っています。

患者さんやご家族が喜ぶ様子と感謝の言葉がやりがいに

私が訪問歯科診療を始めたのは、いまから20年以上も前、まだ介護保険制度がない頃です。通院されていた患者さんが入院したため、ご家族

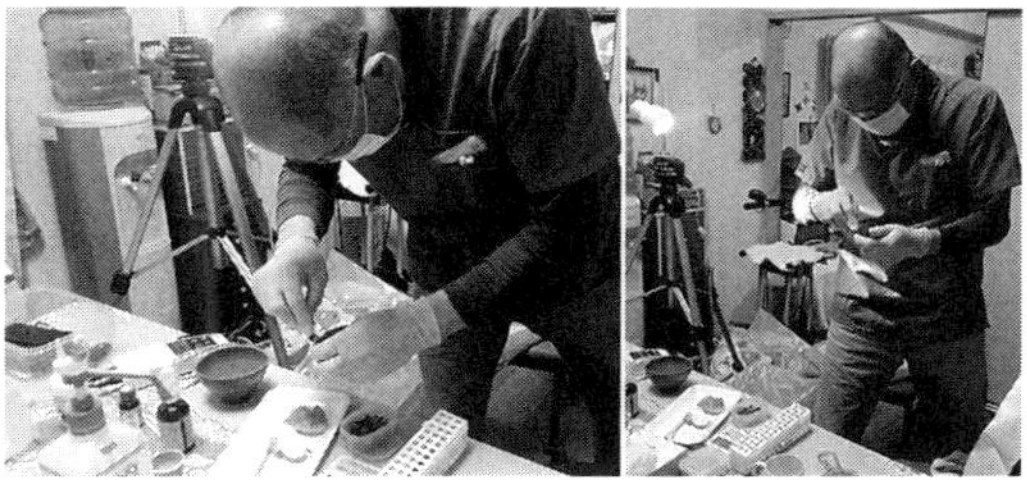

これからの歯科医療は、治すためだけではなく、生活や命を支えるものになっていくでしょう

に求められて病院やご自宅までうかがって治療したのが最初です。

その後、同じ病院に入院していた方からも要望が相次ぎ、訪問歯科診療が大きな柱になりました。入れ歯の調整や作成によりしっかり食べられるようになった、食べる姿勢を変えたら飲み込みやすくなった、口腔ケアで口の中が爽快になったなど、患者さんやご家族が喜ぶ様子と感謝の言葉がやりがいとなっています。

口腔内が乾燥してかさぶたができ、いつもお口が開いていた方が口を閉じられるようになり、ぶくぶくうがいも可能になった、まったく話さなかった方が少しだけれども声を出した、表情の硬かった方が笑った、お口の中にいつも唾液がたまっていた方が、ごっくんができるようになったなど、口腔リハビリの効果をあげればきりがありません。

これからの歯科医療のあるべき姿は、治すためだけではなく生活や命を支えるものになっていくと思います。他の医療従事者、関係機関の皆さんとともに、そういう医療を担うという強い気持ちで取り組んでいくつもりです。

キカワ歯科医院院長

木川仁志

広島県

三原市

簡単なリハビリでも楽しく続けることができれば十分な効果が期待できます。

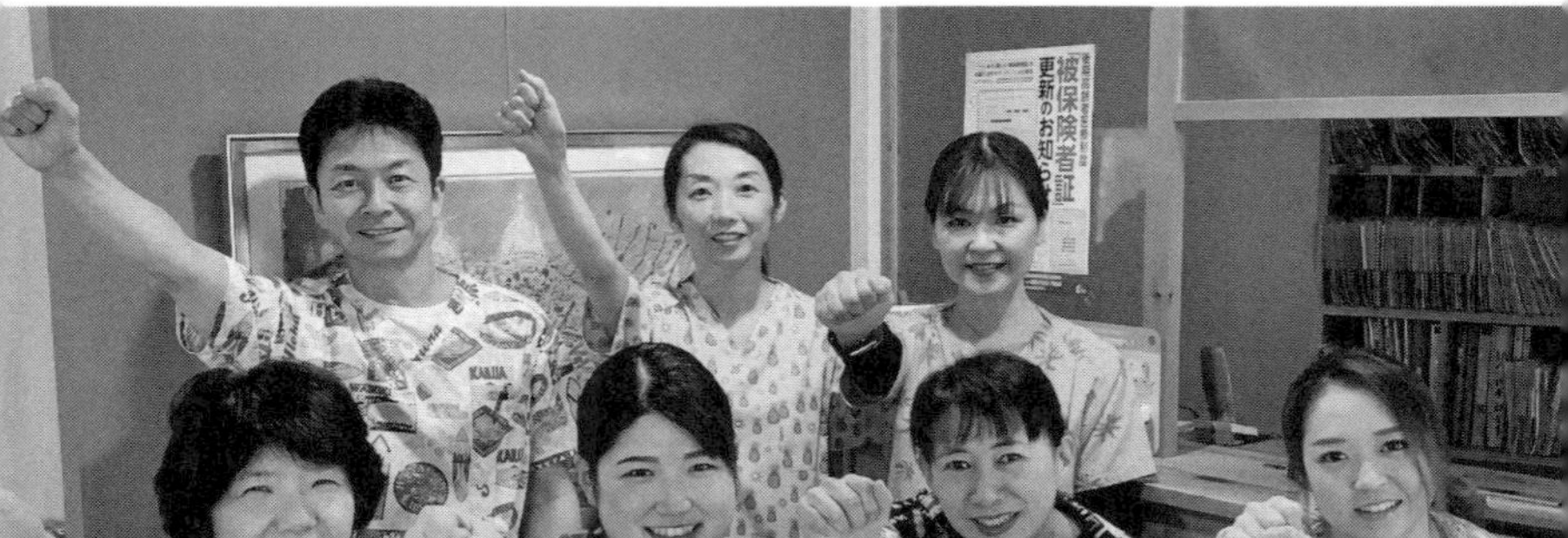

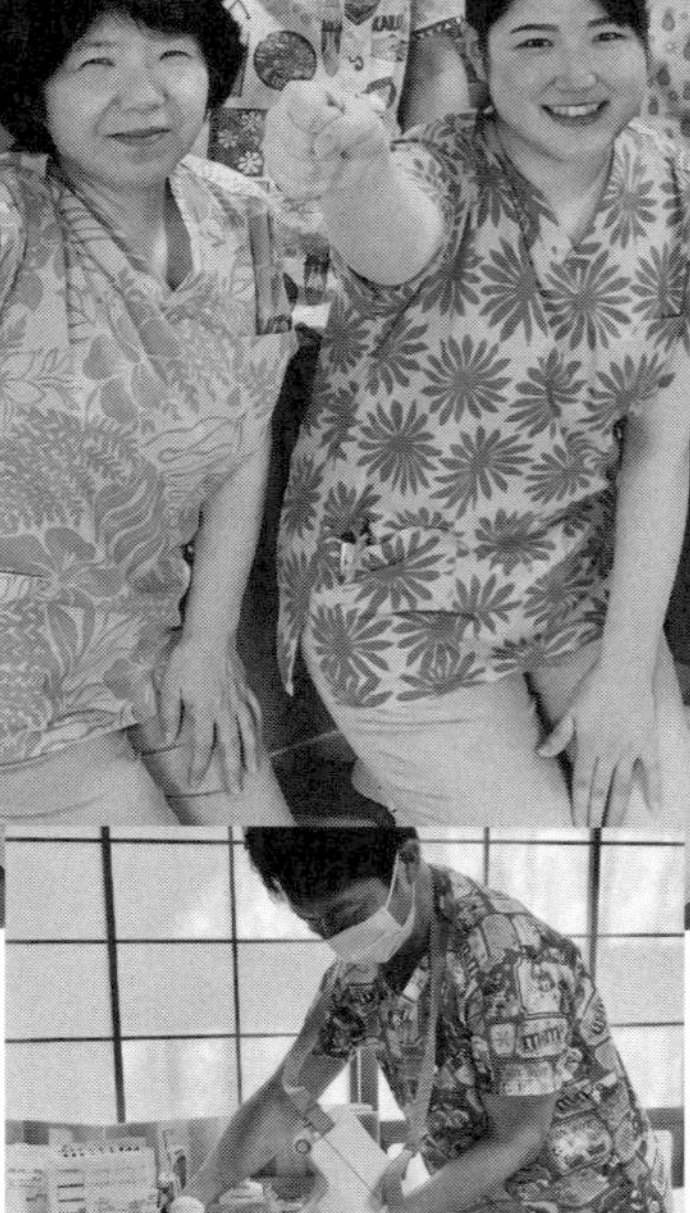

当院の頑張っているスタッフの皆さんと。
左は、訪問歯科診療中の写真です

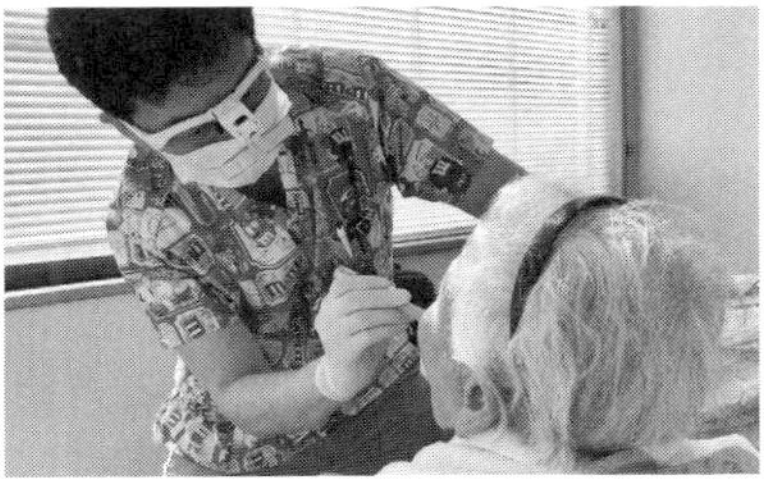

患者さんが興味を持ち、楽しみながら取り組める口腔リハビリを目指しています

患者さんが興味を持ち、楽しんで続けられる口腔リハビリを

当院は1995年に開院し、2002年9月から訪問歯科診療を開始しました。日本が超高齢社会を迎える中、通院困難になる患者さんが増え、在宅療養、とくに寝たきりの方の歯科治療、口腔ケア、口腔リハビリが必要だと考えたからです（実際に、そうした要望が当院の患者さんにも増えてきていました）。

また、2000年に介護保険制度が創設され、在宅医療のさらなる充実が求められるようになるとも思いました。

口腔リハビリは、摂食嚥下障害があまり重くなる前に始めるのが理想です。その方が回復までの時間が短くてすむことに加え、口腔リハビリを覚えて継続することで、いつまでも自分のお口で食べられるうえに、誤嚥性肺炎を発症する危険が大幅に軽減するからです。

しかし、患者さん本人やご家族、介護スタッフに過剰な負担を強いるようなやり方は、避けなければなりません。どのようなリハビリも毎日継続することで効果が得られるものであり、負担が大きすぎて続かないのでは意味がなく、それは口腔リハビリも同じです。

目指しているのは、患者さんが興味を持ち、楽しみながら取り組める口腔リハビリです。患者さんが意欲的だと、ご家族や介護スタッフの協力も得られやすく、よい循環が生まれます。

毎食前のピロピロ笛で流涎《りゅうぜん》が改善

実際には、患者さんの状態にもよりますが、パタカラ体操、ピロピロ笛、ブローイング、あいうべ体操、咳の訓練などを指導します。

ある患者さんは流涎がみられたので、ピロピロ笛を毎食前に実施してもらいました。はじめはうまく吹けなかったものの、2週間後には勢いよく笛を伸ばせるようになり、流涎が改善。患者さん本人もご家族も、その効果にたいへん満足されました。

ピロピロ笛は縁日などで馴染みのある、百円ショップでも手に入るお

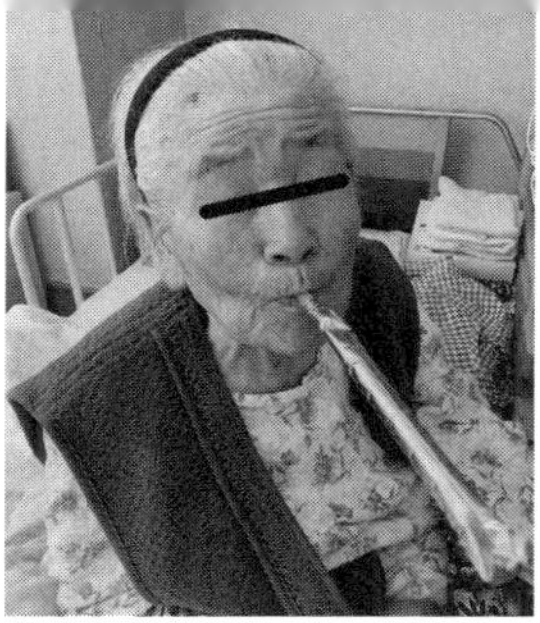

ピロピロ笛を吹くことで唇や口輪筋が鍛えられ、また、口腔機能の改善にも効果があります

もちゃです。〝吹き戻し〟とも呼ばれています。これを楽しみながら吹くことで、唇や口輪筋が鍛えられ、唇をきちんと閉じられるようになったのです。

笛を吹くと、呼吸力が鍛えられ、口腔機能が改善する効果があります。自然に腹式呼吸ができ、呼吸が安定し、唇の機能が向上することで、飲み込む力も回復していきます。誤嚥性肺炎の予防につながります。

そして簡単な訓練でも、続けることで効果が得られるということがわかると、患者さんはいっそう意欲的になっていきます。

私たちが訪問すると、患者さんもご家族もたいへん喜んでくださいます。訪問歯科診療のやりがいを強く感じる瞬間であり、これからも頑張ろうと力が湧きます。

訪問歯科診療による治療、口腔ケア、口腔リハビリは、在宅や介護施設でますます求められるようになり、提供できるサービスも充実していくと思います。患者さんやご家族、介護スタッフのニーズに応えられるよう、私たちも努力を続けていきます。

にき歯科医院理事長
二木由峰

広島県
江田島市

外来と変わらない治療が安心と健康維持につながれば――。訪問歯科診療の意義があります。

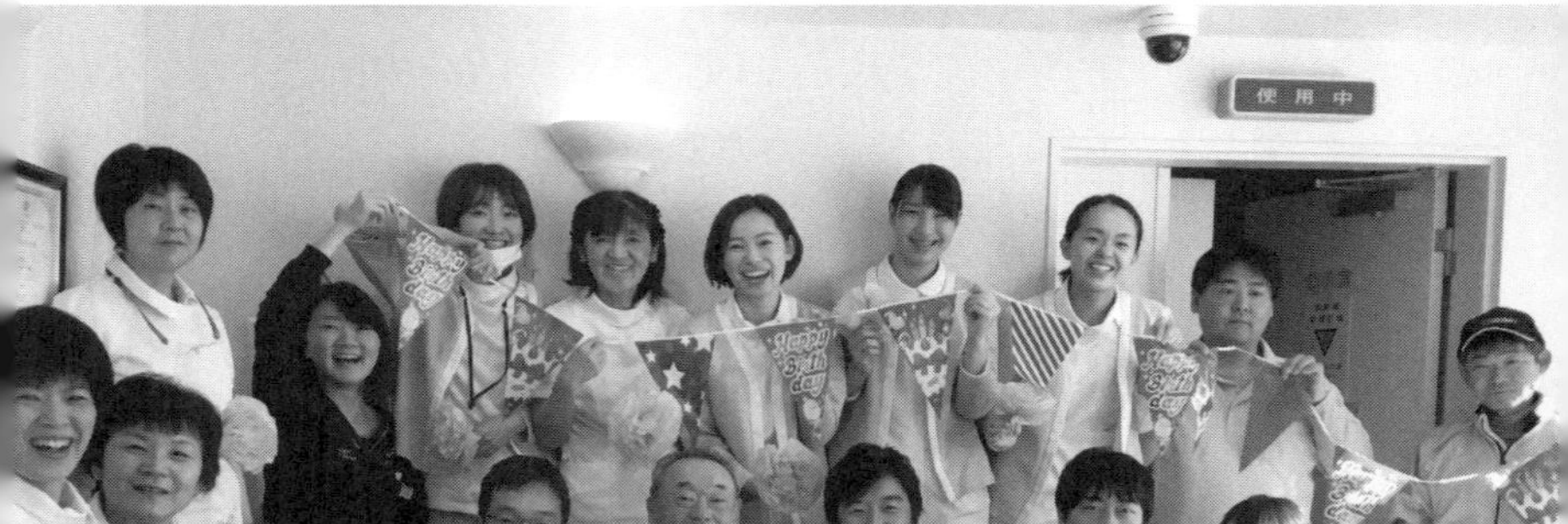

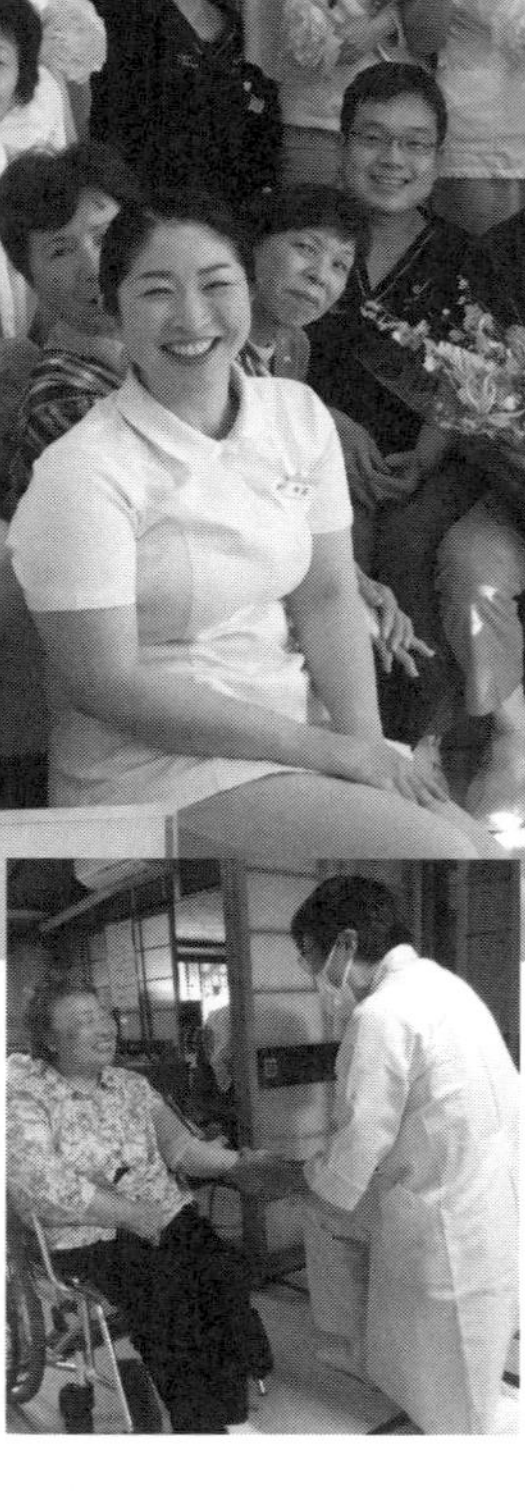

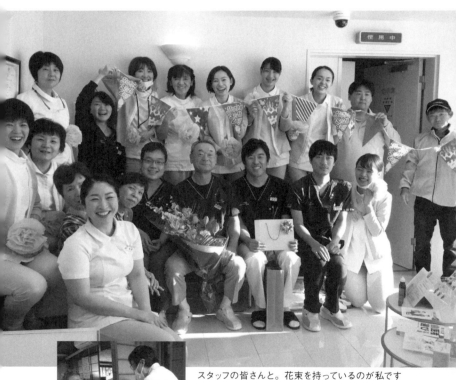

スタッフの皆さんと。花束を持っているのが私です

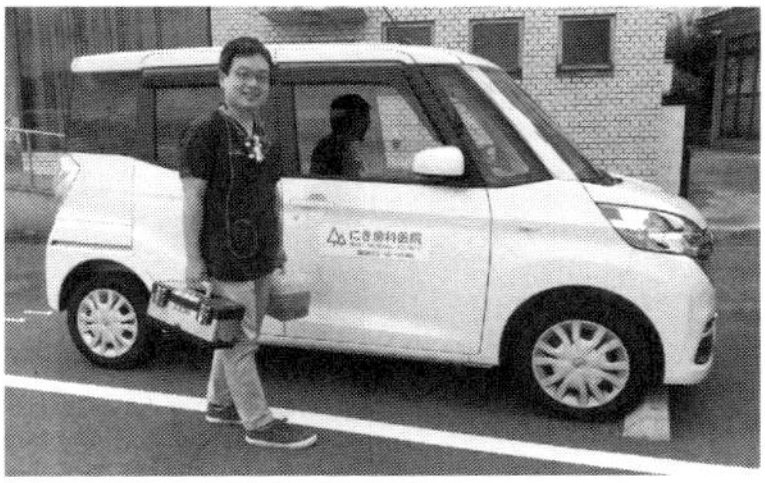

訪問歯科診療に対応するため、必要機材を備えた専用車を３台用意しています

必要な機材を備えた専用車で、外来と変わらない診療を提供

当院は瀬戸内海に浮かぶ島にあり、１９８３年の開院から36年がたちます。訪問歯科診療を始めたきっかけは、島内にある総合病院からの依頼でした。

その病院には、当院に通院していた患者さんがたくさん入院されていました。高齢の患者さんの多くはだんだん通院が難しくなりますが、治療を中断すると口腔機能がどんどん低下してしまいます。お口の健康を守るためには継続的な口腔管理が必要だと考え、本格的に訪問歯科診療に取り組むようになりました。

増加する在宅療養の患者さんに対応できるように、また、急な訪問歯科診療の依頼にも応えられるように、必要な機材を備えた専用車を３台用意しました。常勤の歯科医４人と約10人の非常勤歯科医、ドライバー６人という体制を整えています。

外来と変わらない治療が受けられることが安心につながるのか、患者さんやご家族からとても感謝され、それが私たちの喜びであり、モチベーションの維持にもつながっていると感じています。

悪いところを治しておしまいではない訪問歯科診療

ある患者さんは、日常的にむせることが多く、誤嚥性肺炎が心配されました。そこで、残っている歯のむし歯治療を行い、歯のない部分は歯肉治療を行ったのちに義歯を装着。同時に口腔リハビリを実施し、舌の清掃や運動もきちんと行ったところ、次第にむせが少なくなり、痰も減りました。

そうして食事がしっかりとれるようになると、体力がつき、体調もよくなっていくのです。

摂食嚥下訓練としてパタカラ体操、口腔周囲筋と舌の運動としてあいうべ体操を行い、口腔内の乾燥に対しては唾液腺マッサージや舌の運動を行っています。そのほかに、アイスマッサージや舌のストレッチも。

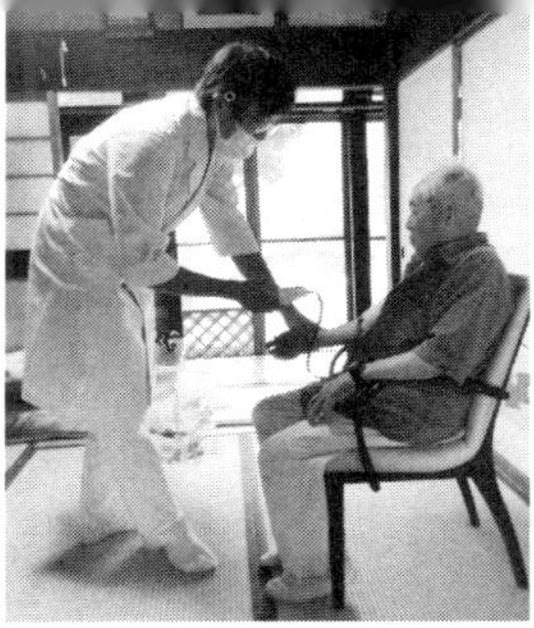

無理をせず、患者さんのペースに合わせて口腔リハビリを進めるようにしています

患者さんの状態や、摂食嚥下障害の程度は一人ひとり異なるため、その方に最適なリハビリ内容を考えます。

無理をせず、少しずつ患者さんのペースに合わせて、口腔リハビリを進めていくように気をつけています。

お口をよい状態に保つ口腔管理は、加齢により心身が衰えるフレイルの予防においてたいへん重要な役割を果たします。悪いところを治しておしまいという従来の歯科治療のあり方を改め、一生を通じて口腔管理を行うという考え方を根付かせる――それが、訪問歯科診療に取り組む私たち歯科医の務めだと考えています。

当院では「にき歯科チャンネル」を立ち上げ、地域の方々への情報発信も始めました。また、子どもの頃から正しい口腔管理を身につけることが大切なので、小学生向けのイベントを夏休みに実施しています。

口腔管理のための訪問歯科診療は、一般の訪問診療と同じように生涯にわたって必要であり、その目的を患者さんやご家族に理解していただいたときは大きなやりがいを感じます。

ケイズ歯科・矯正歯科
クリニック深町

白石裕介

福岡県

北九州市

口腔リハビリの効果を実感できると患者さんのモチベーションが向上。喜びの共有がやりがいです！

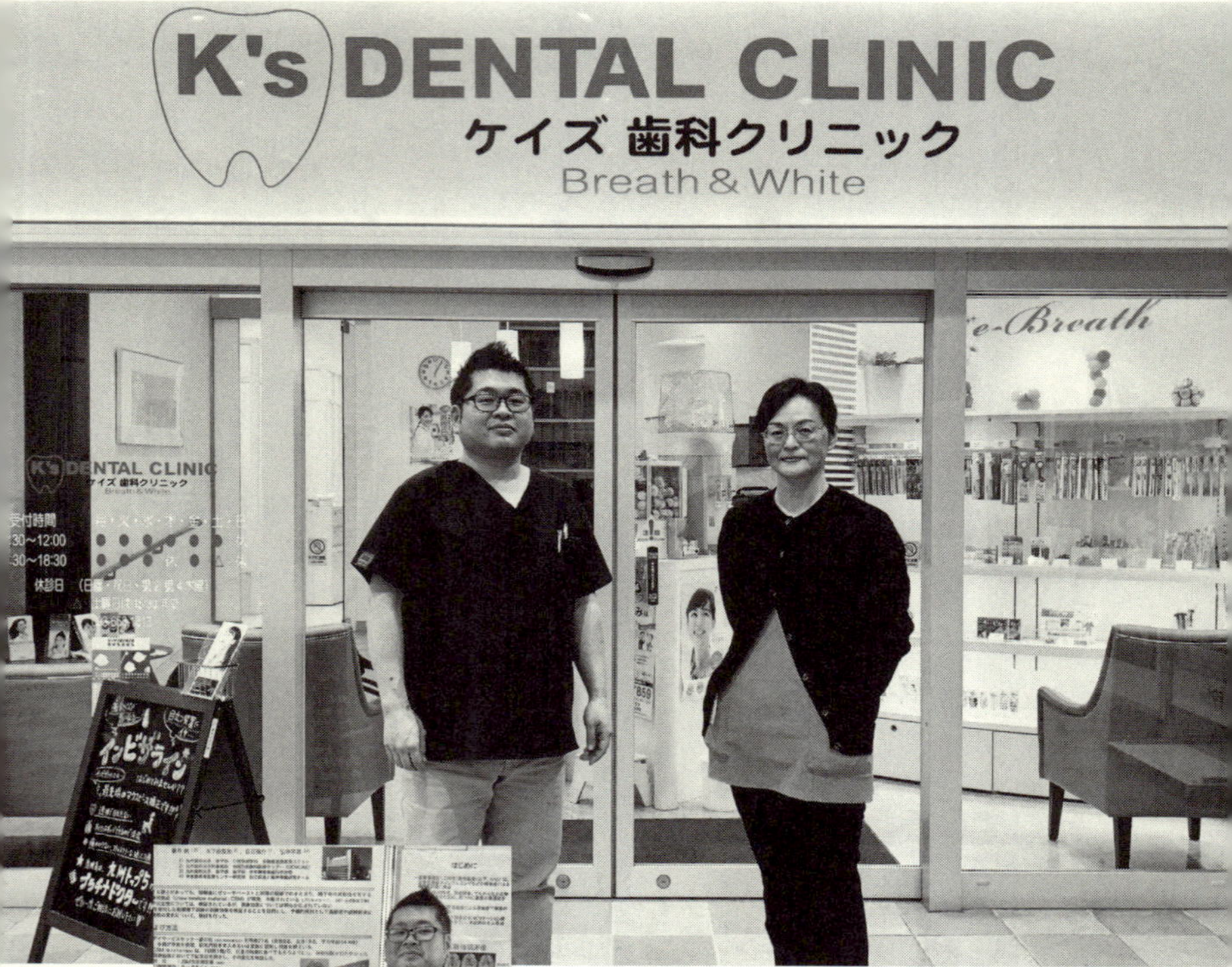

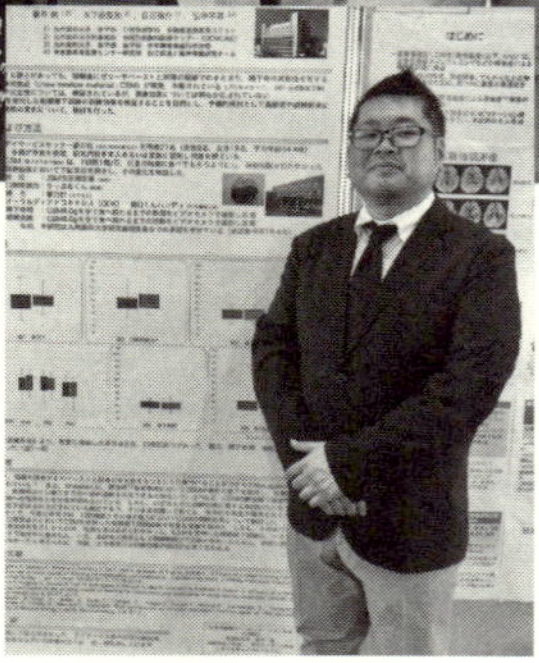

脱サラして歯科医となりました。高齢の患者さんが継続して口腔リハビリに励んでくれていることは、私にとって大きな喜びです

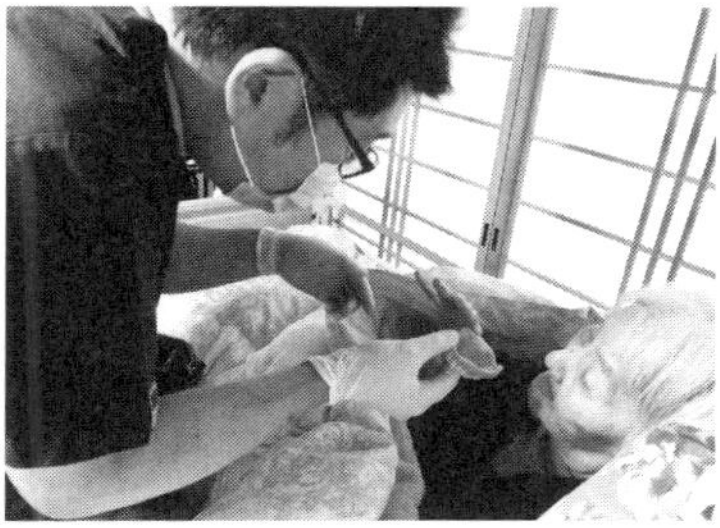

いまの歯科治療は「口腔機能向上」が求められているのです

口腔機能の向上のための歯科治療やケアを訪問歯科診療で

私が口腔リハビリの重要性に気づいたのは、医師である父のクリニックで事務職に従事していたときです。そこでは、通所リハビリ（デイケア）施設を併設しており、私も一職員として利用者さんの送迎や一部介助を担当していました。そのとき、むし歯や歯周病で歯を失ったために、食べるものが限られ、全身の健康状態も低下させていく高齢者を多く見て、むし歯や歯周病は歯の生活習慣病ではないかと思ったのです。同時に、高齢者の健康を維持したり回復させるためには、歩行訓練などの運動器リハビリだけでなく、口腔リハビリが必要だと痛感しました。

専門職としてそれを支えたい――そう思って歯学部を受験。九州歯科大学付属病院口腔環境科での研修を経て、現在、当院に歯科医として勤務しています。折しも時代は超高齢社会を迎え、歯科治療は従来の「形態回復」から「口腔機能の向上」がより強く求められています。

口腔機能の向上を目的とする歯科治療や口腔ケアは、外来通院されている患者さんにも必要ですが、よりニーズが高いのは在宅療養されている方々ですので、当院では訪問歯科診療にも力を入れています。

具体的な目標を設定し、到達度を患者さんやご家族と共有

適切な治療やケアを行うために、正しい診断が必須なのは歯科医療も同じです。訪問歯科診療でもそれを重視し、治療開始前には必ず口腔機能精密検査を行います。この検査は、口腔機能低下症を調べるものです。口腔機能低下症とは、加齢だけでなく病気などのために口腔機能が総合的に低下している状態のことで、お口の中の細菌増殖、乾燥、噛む力の低下、舌や唇の運動機能低下、咀嚼機能低下、嚥下機能低下などがみられます。放置すると何も食べられなくなってしまうこともあります。

ほかにも、嚥下機能を評価するスクリーニングテスト（反復唾液嚥下テスト、改訂水飲みテスト、フードテスト）や視診（舌の運動能、口唇・頬部の柔軟性、閉鎖能など）を行い、さらに必要に応じて内視鏡下嚥下

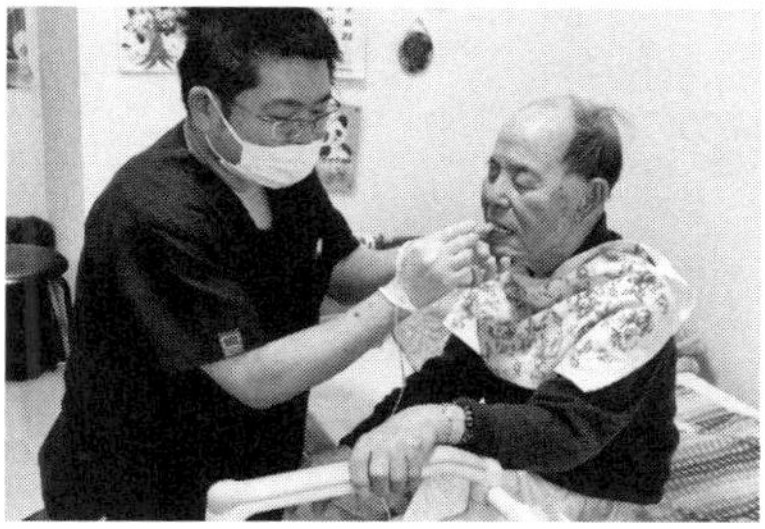
口腔リハビリで大切なのは、安全で長く続けられることです

機能検査を実施します。一人ひとりの患者さんに合う歯科治療、機能訓練、食事指導、口腔ケアを提供することを信条にしています。

口腔リハビリで大切なのは、患者さんやご家族、介護者にとって安全であるとともに、長く続けられることです。具体的な目標を設定し、到達度を定期的にチェックして全員で共有することで、その効果が実感できます。「食事の際、しばしばむせる」と話していた患者さんは、咀嚼訓練や一口量、ペーシング（食事の速度）の調整を続けたことでむせなくなりました。また、パーキンソン病で舌の運動機能が低下していた患者さんとご家族に、舌の運動訓練を指導したところ舌圧が改善し、患者さんのモチベーションが向上。継続して口腔リハビリに励んでくれていることは、私にとってても大きな喜びです。

超高齢社会のいま、地域全体で患者さんとその家族を支える地域包括ケアシステムが構築されつつあります。医科歯科連携、多職種連携に私たち歯科医が積極的に参加し、お口の健康の維持、回復、増進に取り組むことが強く求められており、その使命は重いと考えています。

北村歯科医院院長
服部信一

佐賀県
佐賀市

最後まで楽しく食べられる口腔環境であっていただきたい。これが一番大切なことです。

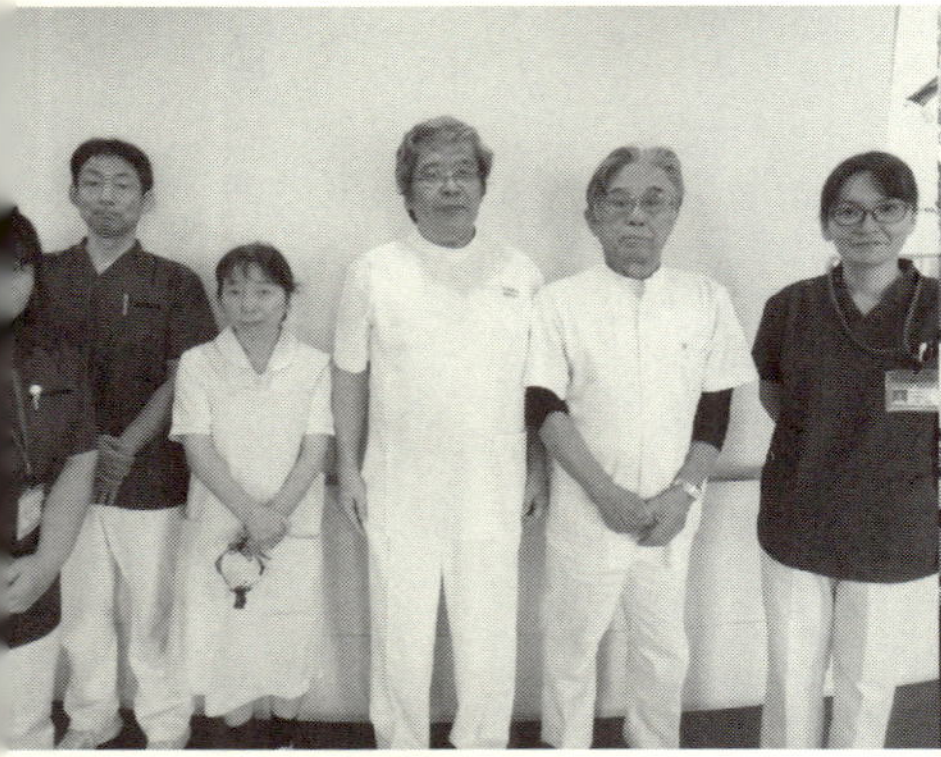
しょうぶ苑食支援スタッフと藤岡先生

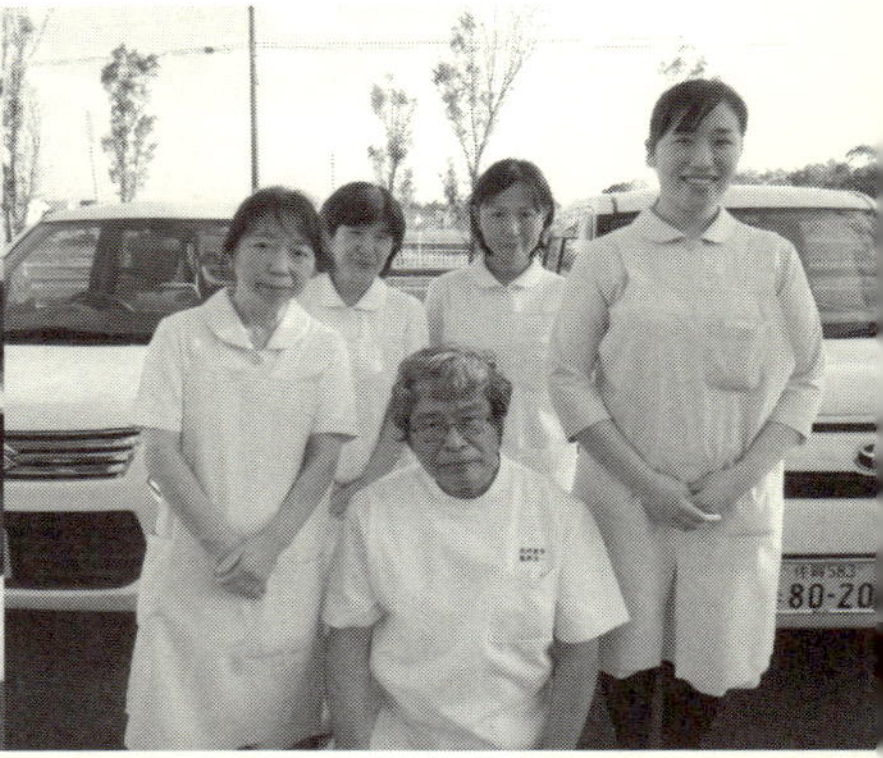
北村歯科医院訪問スタッフ（全員口腔リハビリテーション学会認定歯科衛生士）

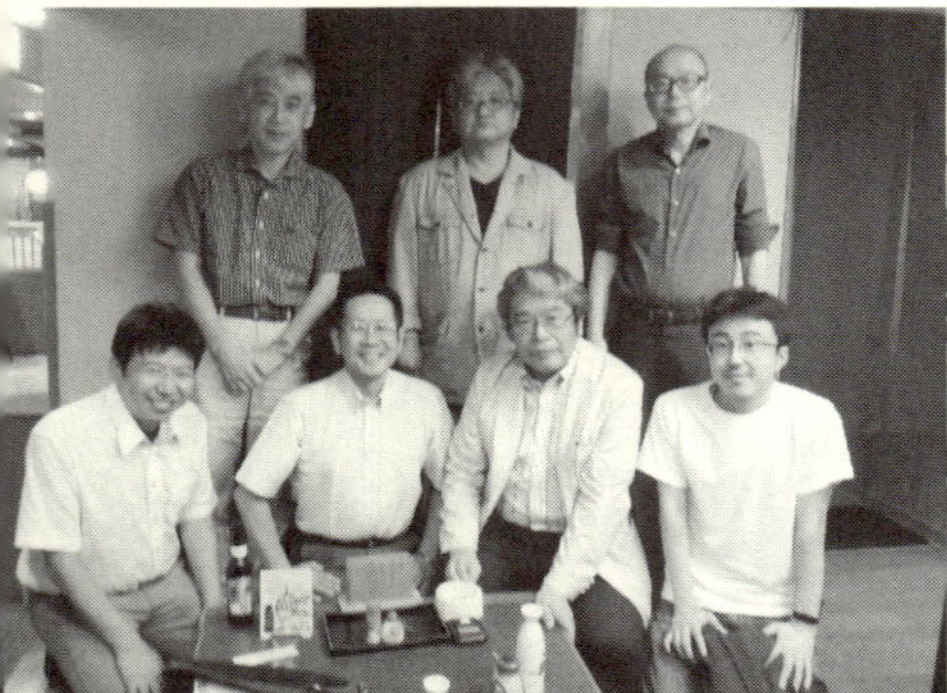
九州歯科大学藤井教授と摂食嚥下勉強会の仲間

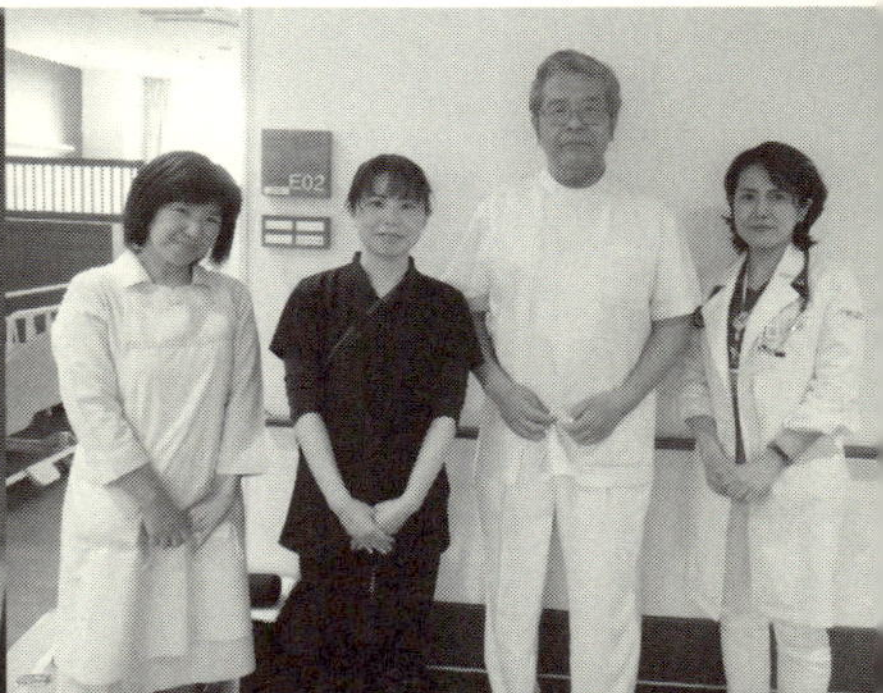

なゆたの森病院連携スタッフと中島先生

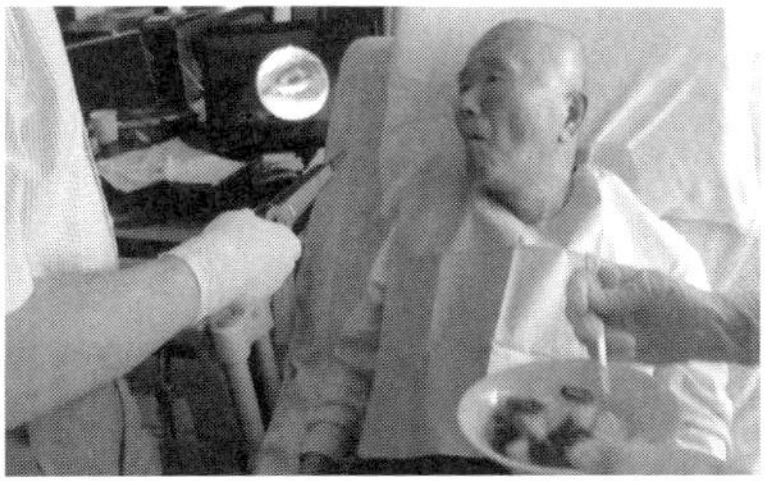
居宅での嚥下内視鏡検査

ミールラウンドで摂食嚥下機能をチェックし、多職種で共有

当院では毎日午後、専任の歯科衛生士と一緒に、訪問歯科診療を行っています。訪問を始めた10年前は、入れ歯の調整や歯周病の治療が多かったのですが、徐々に摂食嚥下（食支援）の相談が増え、現在は口腔リハビリが主体です。

初診の際にまず行うのは、ミールラウンドです。ミールラウンドとは、患者さんが実際に食事をされているところに立ち会い、食事摂取の状況、食べる際の姿勢やスピード、一口量、食器の種類や使い方、食事介助の方法、食の好みなどを専門的に観察することです。食事中のむせや咳、食後の声のかすれなどもチェックします。

ミールラウンドの結果は、誰もが理解しやすい評価票に記入し、患者さんに関わる医療、介護スタッフ、そしてご家族とも共有しています。

食支援やお口のケアは、多職種が協力して（連携して）取り組むことが必須です。私たちが訪問するのは週1～2回なので、それ以外の日は

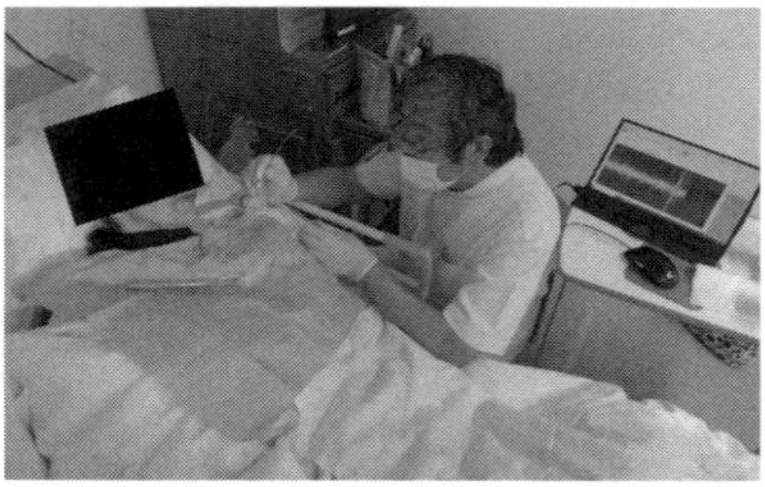
病院での嚥下音響波形検査

他の職種やご家族にできることをしていただく必要があるからです。
言語聴覚士を含む多職種連携により、胃ろうだった方が短期の旅行ができるまで回復されたことがありますし、私の義父は最後まで口から食べることができました。

これからの訪問歯科診療は口腔リハビリが中心になっていく

私たちが行う口腔リハビリは、口腔周囲筋のストレッチから始め、それからお口の中をさわります。その際には、頬や唇の内側などの粘膜、口腔内の汚れを除去しながら、ストレッチも同時に行える、くるリーナブラシを使用するなどして、機能的口腔ケア（お口の機能を回復させ、維持・向上させるためのケア）を行います。

自分で口腔ケアや口腔リハビリを行える方には、舌を含む口腔周囲筋の運動（健口体操）を指導します。

一方、介助が必要な方は、くるリーナブラシによる基本的口腔ケアを

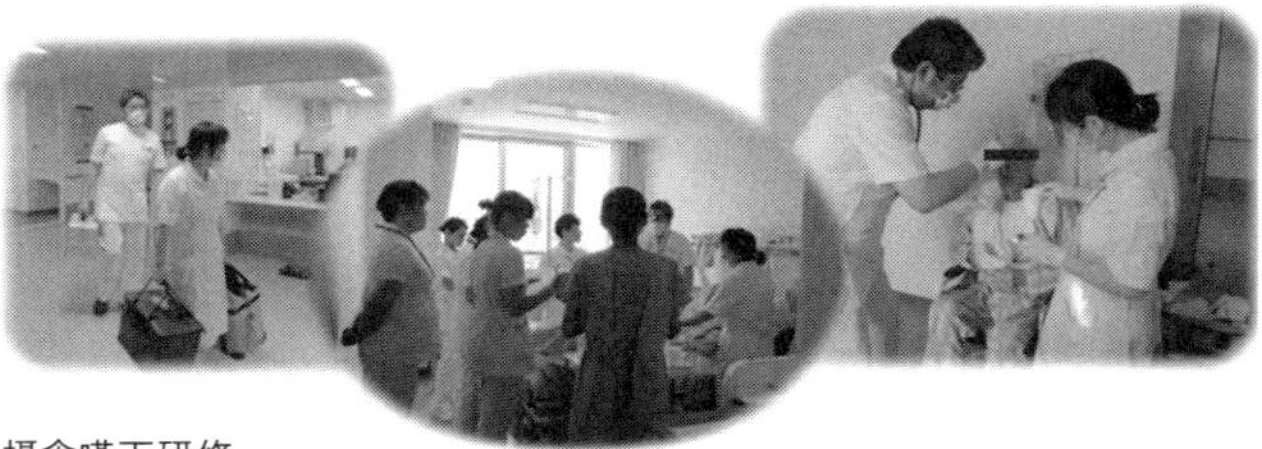

摂食嚥下研修

行うほか、超音波ブラシや舌圧子《ぜつあつし》等を使用して口腔内の乾燥や舌の機能低下に対応。口腔周囲筋のストレッチ効果があるとされる、開口訓練も行っています。

ケアを行う前には、お口の周囲や中だけではなく、必ず全身状態を観察します。お口の中に重大な病気の兆候が見つかることもあり、例えば、口腔内に麻痺を発見し、それが脳梗塞の早期発見につながってことなきを得たこともありました。全身の状態にも目を配ることは、高齢者が多い訪問歯科診療では欠かせないことです。

食支援に悩んでいる在宅医、訪問看護師、介護スタッフは目に見えて増えています。これまでの経験から、訪問歯科診療は外来の延長ではなく、できる限り最後まで口から食べられる口腔環境をつくること、すなわち口腔リハビリが中心になっていくと考えられます。

訪問歯科診療は、患者さんやご家族はもとより、連携する医師、看護師、介護スタッフなどから感謝されることがたくさんあります。外来診療では絶対に得られない生きがいを、日々感じています。

青山歯科医院院長

青山 修

宮崎県

宮崎市

関係者の皆さんと連携しながら、訪問歯科診療という役割で“食べる”支援を続けています。

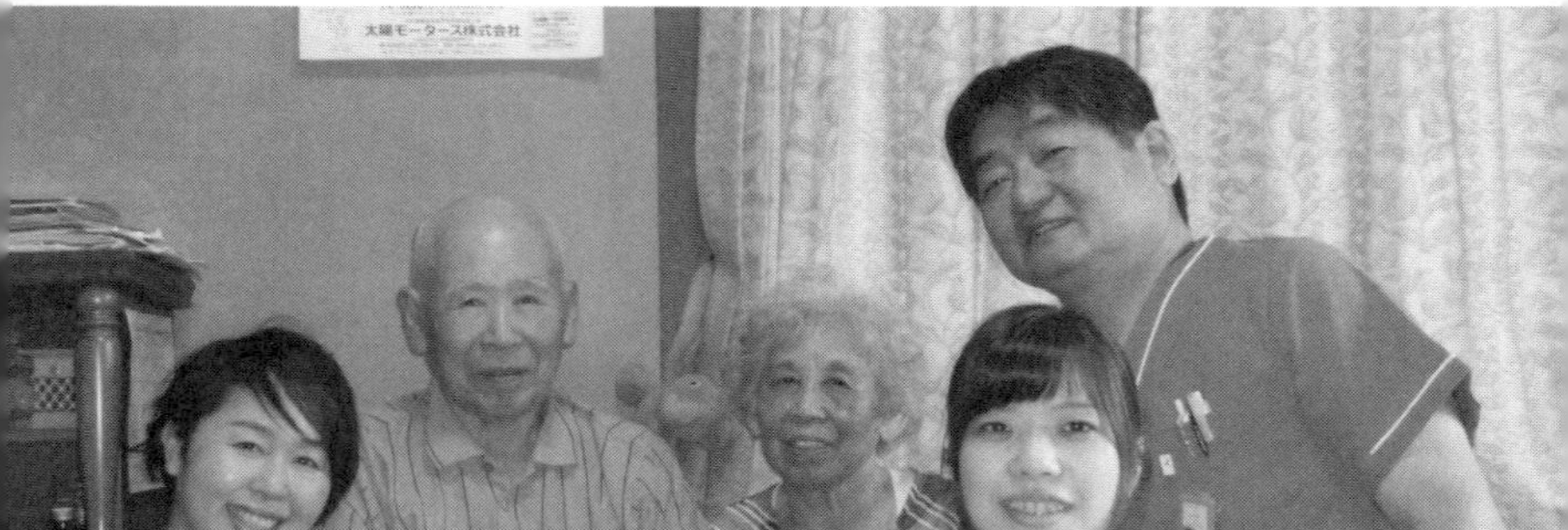

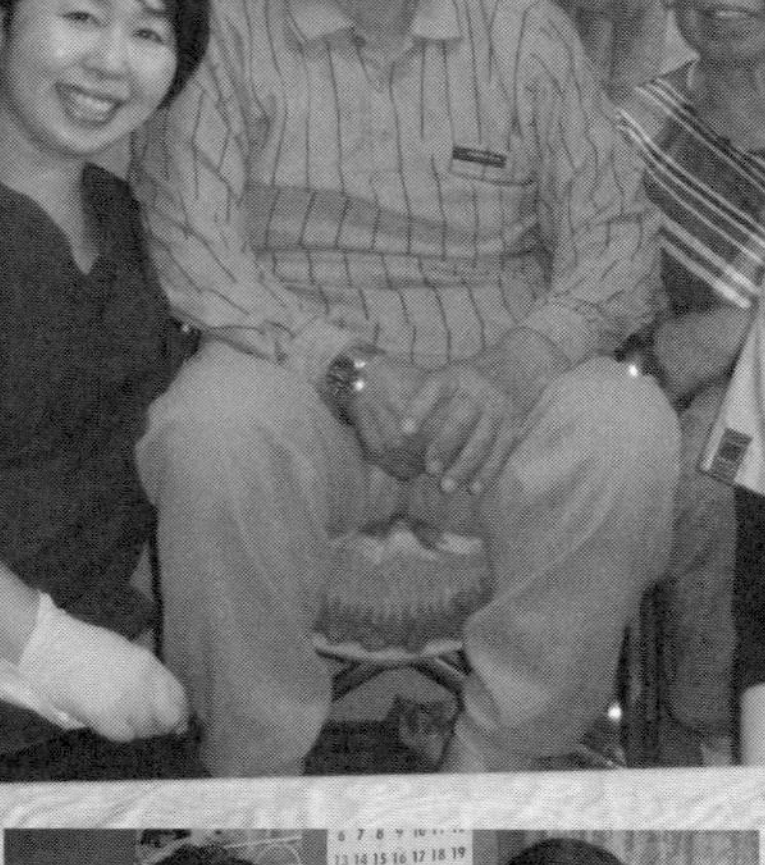

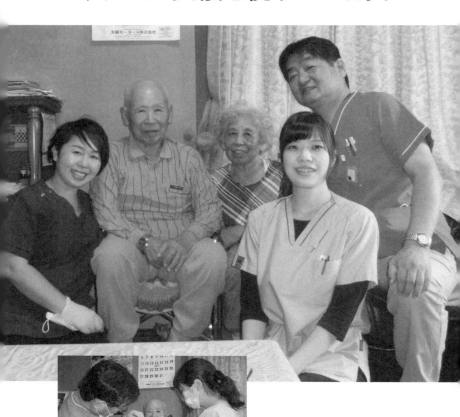

22年前より訪問歯科診療を始めています。近年はご依頼もどんどん増えてきています

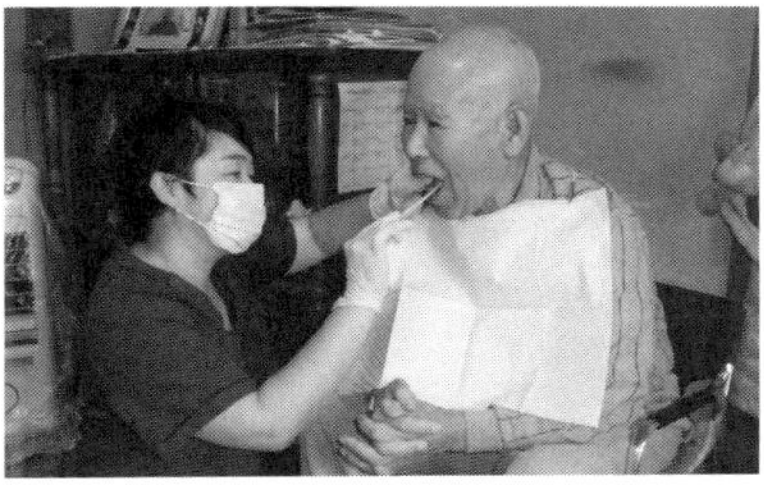

摂食嚥下機能を低下させないためにも、口腔リハビリを積極的に取り入れています

唾液腺マッサージで唾液量を増やし、お口の乾燥を防ぐ

私が訪問歯科診療を始めたのは1997年、もう22年も前のことになります。近くの特別養護老人ホームからの依頼で診療に伺ったのが最初です。その後、在宅医療の広がりとともに訪問歯科診療の依頼もどんどん増えていきました。

高齢になって唾液の量が減ってしまうと、食べたものを唾液と混ぜ合わせて食塊をつくることが難しくなります。食塊がつくれないとうまく飲み込めないため、嚥下機能も低下します。

また、お口の中が乾燥すると、細菌が繁殖しやすくなるなど、口腔環境も悪化します。

そこで、口腔リハビリでは唾液腺マッサージで唾液の分泌を促すことに力を入れています。唾液腺は、耳の下、あごの下、舌の下にあり、その付近を指でやさしくマッサージすると、じんわりと唾液が出てきます。

患者さんご自身やご家族にマッサージのしかたを指導し、食事の前などにも行うようにしていただいています。

そのほかにも、舌苔を舌ブラシで除去する際に舌をマッサージして刺激し、舌の動きをよくする舌運動をしっかり行う、口腔体操（パタカラ体操やあいうべ体操）を指導するなど、咀嚼や嚥下の機能を維持・向上させるための口腔リハビリに取り組んでいます。

管理栄養士など多職種との連携が大きな効果を上げる

心がけているのは、個々の患者さんの状態を十分に把握したうえで、無理なく続けられる口腔リハビリを行うことです。

また、お口の機能は栄養状態と密接に関わるため、管理栄養士さんと連携を図ることも大切にしています。

いままで診療した患者さんの中には、胃ろうだった方がお口で食べられるまでに回復した例もあります。それができたのは、患者さんが入所する施設のスタッフの方々とのスムーズな連携があったからにほかなり

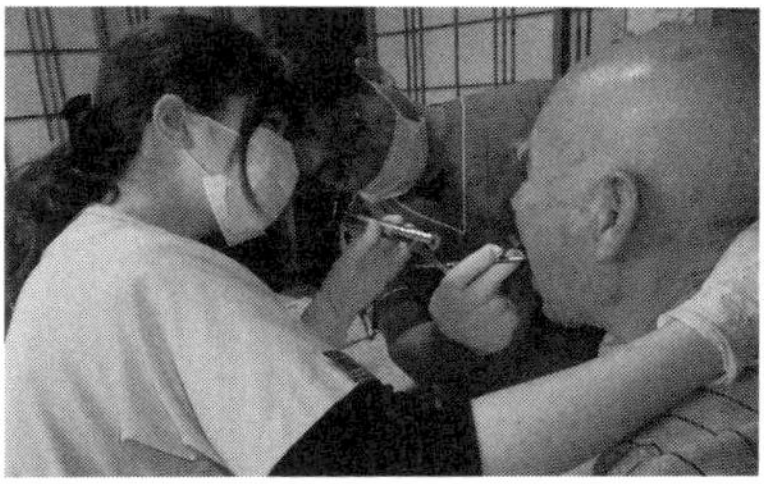

最後までお口で食べ、食を楽しむことはもっと重要視されなければなりません

ません。多職種との連携は大きな効果をもたらします。

歯科治療、口腔ケア、口腔リハビリでお口の機能が回復すると、脳への刺激が多くなり、それが舌の動きや咀嚼・嚥下機能を向上させるなどよい循環につながっていきます。

口腔機能が改善して食事が取れるようになり、元気を取り戻した患者さんが喜び、心からの笑顔をみせてくれたとき、大きなやりがいを感じます。

高齢者が増える中、歯科医療、とくに訪問歯科診療の需要は高まるばかりです。最後までお口で食べ、食を楽しむことはもっと重要視されなければなりません。関係者の意識も高くなってきていることは、うれしい限りです。もちろん、歯科医の使命もさらに重くなっていきます。

一方で、訪問歯科診療の現場でも、人手不足が問題になりつつあります。それだけに、ほかの医療職や介護職との協力、皆で患者さんを支える体制づくりが求められます。医療介護連携の一員として、これからも訪問歯科診療に力を入れていきたいと思います。

「お口《くち》のリハビリ」がよくわかる本《ほん》

2019年12月2日　初版第1刷

監　修 ―――――― 一般社団法人日本訪問歯科協会《いっぱんしゃだんほうじんにほんほうもんしかきょうかい》
発行者 ―――――― 坂本桂一
発行所 ―――――― 現代書林
〒162-0053　東京都新宿区原町 3-61　桂ビル
TEL／代表　03 (3205) 8384
振替 00140-7-42905
http://www.gendaishorin.co.jp/
カバーデザイン ―――― 鈴木和也
本文デザイン ――――― 中曽根デザイン

印刷・製本：(株) シナノパブリッシングプレス
乱丁・落丁はお取り替えいたします。

定価はカバーに
表示してあります。

ISBN978-4-7745-1821-3 C0047